松生恒夫

腸の免疫力を上げれば寿命がのびる！

新書
堂出版

はじめに

近年、日本では、便秘や下痢など、腸の不調に悩む人が増え続けています。排便の異常は、一見、大きな病気とは関係なさそうですが、実際はそうではありません。

慢性的な重い便秘が、大腸ガンの一因になることも指摘されていますし、腸の健康状態は、全身の状態にも深く関わり、さらにメンタル面にも影響を与えます。

それればかりではありません。最近、とくに注目を集めているのが、外部から侵入する病原菌等を攻撃して無害化する腸の免疫機能です。

それが、この本のテーマである「腸管免疫力」です。

腸は、消化・吸収だけの臓器ではないのです。腸を健康にして、腸管免疫力を高めておくと、病気への抵抗力が増し、病気になりにくくなります。つまり、健康寿命の強い味方になるのです。逆に、腸が弱ると免疫力が低下し、病気になりやすいのです。

この本では、腸と免疫のメカニズムと、それを活性化して元気にするケア法をさまざまな視点から具体的に紹介しています。腸管免疫の主役である小腸粘膜にダイレクトに作用する成分の一つである「グルタミン」についても詳しく解説するなど、腸の健康と腸管免疫力に関する最新の情報を盛り込みました。

本書の活用によって、みなさんの腸が元気になり、病気予防と健康長寿に役立つことを祈っています。

松生恒夫

目次◉腸の免疫力を上げれば寿命がのびる！

2章　腸の不調や病気が激増している

3章 今日から始める、腸管免疫力を高める食習慣

5章　簡単&おいしい！　腸管免疫力を高める食品&レシピ

※本書は、『腸管免疫力を高めて病気にならない生き方』（永岡書店刊）を、大幅に加筆、修正のうえ、改題したものです。

序章

腸が元気な人は病気知らず

グルタミンで腸管免疫力を上げれば、健康長寿に！

私のクリニックの近くに、昔から営業している鮮魚店がありました。60歳代のご夫妻が営んでいたのですが、二人とも、「30年ほど、インフルエンザワクチンの接種などをしなくても、一度もインフルエンザにかかったことがない」と、うかがいました。冬場でも、マスクなどをせずに店頭で働いており、それで長年、一度もインフルエンザにかかっていないのは、とても不思議なことでした。そして、その謎の一部が解けたのです。

ご主人の話によると、毎日のように魚の刺し身を口にしていたそうです。ご夫妻とも中肉中背で、とくに筋肉質というわけでもなく、サプリメント類もとっていないとのこと。そんなことをしなくても、刺し身などの生魚を食べることで、「グルタミン」を毎日摂取でき、体内に補給できていたのでした。

グルタミンは、アミノ酸の一種で、旨味成分の話でよく出てくる成分「グルタミン酸」とは異なります。このグルタミンという成分が、腸の免疫力に深く関わっていると考えられるのです。

以前、私が勤務していた横浜市にある松島病院大腸肛門病センター・松島クリニックでは、こんなケースにも出合いました。

このクリニックは大腸内視鏡検査を主体とする内視鏡センターなのですが、私が勤務していたころは、1年間に約1万2000件もの検査を行っていました。現在は、その数は2万件ほどに増えているとのことです。

さて、その当時、神奈川県三浦市三崎にある病院の医師が、内視鏡検査の見学に来たことがありました。公式に発表されたデータではありませんが、その医師によれば、生魚を多く食べる食習慣がある三崎では、大腸ガンで外科的手術をする人の数が比較的少ないということでした。

そのころ、私は、魚を多くとるので、抗炎症力が高い成分であるEPA《イーピーエー》（エイコサペンタエン酸＝多価不飽和脂肪酸の一種）などが、大腸ガンの予防に働いているのだろうと考えていました。

たしかに、ＥＰＡなどの良質の脂肪酸が、ガンの発生を抑制している側面もあるのでしょうが、それ以上に注目したいのが、生魚を食べることでグルタミンの摂取量が増加するということです。

それによって、後述するように小腸でのリンパ球の活性化が促進され、それが免疫機能を高め、大腸ガンの予防に働いたとも考えられるのです。


もう一つ、グルタミンに関する話です。

私のクリニックに、慢性胃炎の治療で通院しているフランス人男性がいました。その人に、「風邪をひいて熱がでて、食欲が落ちたとき、フランスではどうするのですか」と聞いたことがありました。日本では昔から、風邪をひいたときには熱めの卵酒がいいといわれているので、フランスでは何がいいのかなと思ったのです。

その答えは、意外なものでした。フランスでは、風邪などで食欲がないときには、良質なタルタルステーキ、つまり生の肉を食べるのだそうです。日本では卵酒のところが、フランスではタルタルステーキなのですね。

まったく異なるように思えますが、実はこれには共通点があります。

生卵、生の肉には、生魚と同様にグルタミンが多いのです。このグルタミンが、体調をくずしたときに免疫機能を高め、体が健康な状態に戻るのをバックアップしてくれるというわけです。

おそらく、グルタミンという成分を知らないうちに、人の体がグルタミンを要求し、その成分が含まれる料理や飲み物をとると元気になったことから、卵酒やタルタルステーキの話に結びついたのだと思われます。


私自身、腸の専門医としての視点で、絶食時や手術時など腸に栄養が行っていないときの免疫機能と栄養素の関係を調べているうち、免疫に関わるグルタミンの重要性に気づいていました。通常の食事でたんぱく質をとっていると、体内でグルタミンが合成されるので、とくに問題はありませんが、病気やダイエットなどで食事を十分にとらなくなると、体内のグルタミンが枯渇《こかつ》してしまい、それが全身の健康にも関わってくることを学んだのです。さらに、グルタミンが不足している状態では、免疫細胞であるリンパ球が正常に分裂せず、グルタミンが十分な状態でこそ、白血球の一種で免疫を担当するリンパ球が増殖し、また、マクロファージ（異物を食べて無害化する細胞）の働きも活発化することも知ったのです（1985年、イギリス・オックスフォード大学エリック・ニュースホルム博士の研究）。

また、アメリカ・ハーバード大学のジュディ・シャーベルト教授らが、グルタミンと免疫系・消化器系の関係について行った調査報告書を読み、グルタミンにますます興味を抱き、私自身も、毎日多くの患者さんに接している臨床医として、そのパワーの解明に興味を持つようになったのです。

本書のキーワードは腸管免疫とグルタミンです。グルタミンと小腸のリンパ球、免疫機能の関係についての話は、後の章で詳しく述べることにしましょう。

1章

腸管免疫力を高めれば病気にならない

腸は人体最大の免疫器官

腸に老廃物がたまると、その腐敗によって腸内細菌のうちの悪玉菌が増え、いろいろな病気の原因をつくってしまいます。

ここで、「悪玉菌が増えると、どうして病気になりやすくなるの？」という疑問がわくことでしょう。

なぜかと言うと、腸には全身の免疫機能の約６割が集中しているからです。腸は人体最大の免疫系となっており、これを「腸管免疫」と呼びます。

腸内に棲息《せいそく》する細菌は、腸管免疫の力の程度、つまり「腸管免疫力」に深く関わっています。腸内の細菌は善玉菌と悪玉菌と日和見菌に大別されますが（19ページ参照）、腸内環境をよくする善玉菌が多いと腸管免疫力は高まり、腸内環境を悪化させる悪玉菌が多いと腸管免疫力は下がるといわれています。日和見菌は、善玉菌になったり悪玉菌になったりする菌です。

主な腸内細菌

分類	代表的な菌	作用	体への影響
善玉菌	·ビフィズス菌 ·乳酸菌	腸内を酸性にする ビタミンの合成 消化·吸収の促進 腸管運動の促進 免疫力の増強	腸の働きをよくする 体の抵抗力を高める 老化を防ぐ
悪玉菌	·ウェルシュ菌 ·ブドウ球菌 ·大腸菌	腸内をアルカリ性にする 腸内の腐敗を促進 有害物質の産生 発ガン物質の産生 ガスの発生 免疫力の低下	腸の働きを滞らせる 体の抵抗力を下げる 老化を促す
日和見菌	·バクテロイデス菌 ·連鎖球菌		勢いのあるほうの菌に加勢

腸内細菌のバランスが崩れて悪玉菌が増え、腸管免疫力が低下すると、ウイルスや細菌などの病原菌を攻撃して無害化する力が弱まり、病気になってしまうのです。逆に、腸内細菌のバランスが取れて善玉菌が優位だと、免疫が正常に働き病気にならないのです。

それに加えて、最近、小腸の「パイエル板」という部位を中心とする腸管免疫力のすぐれたパワーが明らかになってきています（33〜37ページ参照）。その力を高めるのが、序章で述べた成分「グルタミン」です。

この本では、そういう最新の腸管免疫力の話と、効果的な腸のセルフケア法を紹介していきます。

腸のすごい働きとパワー

腸管免疫力について詳しくお話する前に、腸の構造と働きを見てみましょう。

人の腸は、口から肛門まで続く長い管状の消化器の一部です。

長さは７～９ｍで、このうち小腸が６～７ｍ、大腸が１・５～２ｍ程度です。人体での腸のおもな役割は、消化、吸収、排泄、そして、本書で大きく取り上げる免疫です。

まず、消化と吸収の働きを知っておきましょう。

腸ではどのように消化・吸収が進む？

腸は、「小腸」と「大腸」に大きく分かれます。小腸と大腸のうち、胃から続くのが小腸、その小腸から続くのが大腸です。

小腸は胃から近い順に、十二指腸《じゅうにしちょう》、空腸《くうちょう》、回腸《かいちょう》に区分されます。それに続く大腸は肛門に向かって、盲腸、上行結腸《じょうこうけっちょう》、横行《おうこう》結腸、下行《かこう》結腸、Ｓ状結腸、直腸《ちょくちょう》と続きます。

器官名が多くて難しそうですが、23ページの図を見ながら、自分でお腹をさわってみると、どこに何があるかがだいたいわかるでしょう。

小腸と大腸では、次のようなルートで消化・吸収が行われています。

口からとった食べ物は唾液とともに噛み砕かれ、食道を通って胃に入ります。胃では胃液によって消化されてかゆ状になり、それが十二指腸に送られます。そこで胆汁《たんじゅう》や膵臓《すいぞう》の消化液などによって、さらに消化・分解され、空腸・回腸に運ばれ、さらなる消化と栄養素の吸収が行われるのです。

こうして残ったカス、つまり老廃物は、ドロドロの液体状です。それが大腸に達して水分が吸収されると、固形の「便」になります。便がたまってくると便意が起こり、肛門から排泄されます。私たちの体を作り、動かす栄養源となる食べ物は、口から肛門までの長い管を通って、消化・吸収と排泄の旅をしているのです。

腸の運動機能が運搬と排泄をサポートする

食べ物のカスが便として肛門から排泄されるには、腸管内を移動しなければなりません。その役目をになうのが、「分節運動《ぶんせつうんどう》」と「蠕動運動《ぜんどううんどう》」です。

「分節運動」は小腸と大腸で起こり、腸管が収縮と弛緩《しかん》を繰り返して、食べ物の残りカスを撹拌《かくはん》しながら運搬します。

一方、よく耳にする「蠕動運動」は胃・小腸・大腸で起こり、消化管の内容物を肛門方向へ送る動きのことです。なかでも、下行結腸とS状結腸に強い収縮が生じることを「大蠕動」と言います。

なお、大蠕動は朝が一番強く、1日に2、3回しか起こりません。これが起こると、結腸内の便が直腸に移動し、直腸反射が起きて便意を生じます。

直腸の便は、腹筋や肛門の筋肉の収縮によって肛門に押し出されます。すると、肛門の開閉をになう肛門括約筋《かつやくきん》がゆるみ、便が体の外に出るのです。

ところで、直腸に便が移動すると、なぜ便意が起こるのでしょうか?

便意は脳の中枢で自覚され、私たちが「トイレに行こう」と感じるシグナルです。腸と脳の深いつながりについて、次の項目でお話しましょう。

腸の構造と消化・吸収、排便の流れ

●腸管が栄養とカスを仕分ける

腸は全長7～9mで、小腸が6～7m、大腸は1･5～2m程度で、人の身長とほぼ同程度といわれています。小腸は栄養の消化と吸収を行い、残ったカス（＝老廃物）を大腸に運びます。大腸はその老廃物の水分を吸収して便を作り、肛門まで運んで排泄します。腸が便として排泄する老廃物は、体内にある老廃物の約75％にものぼります。

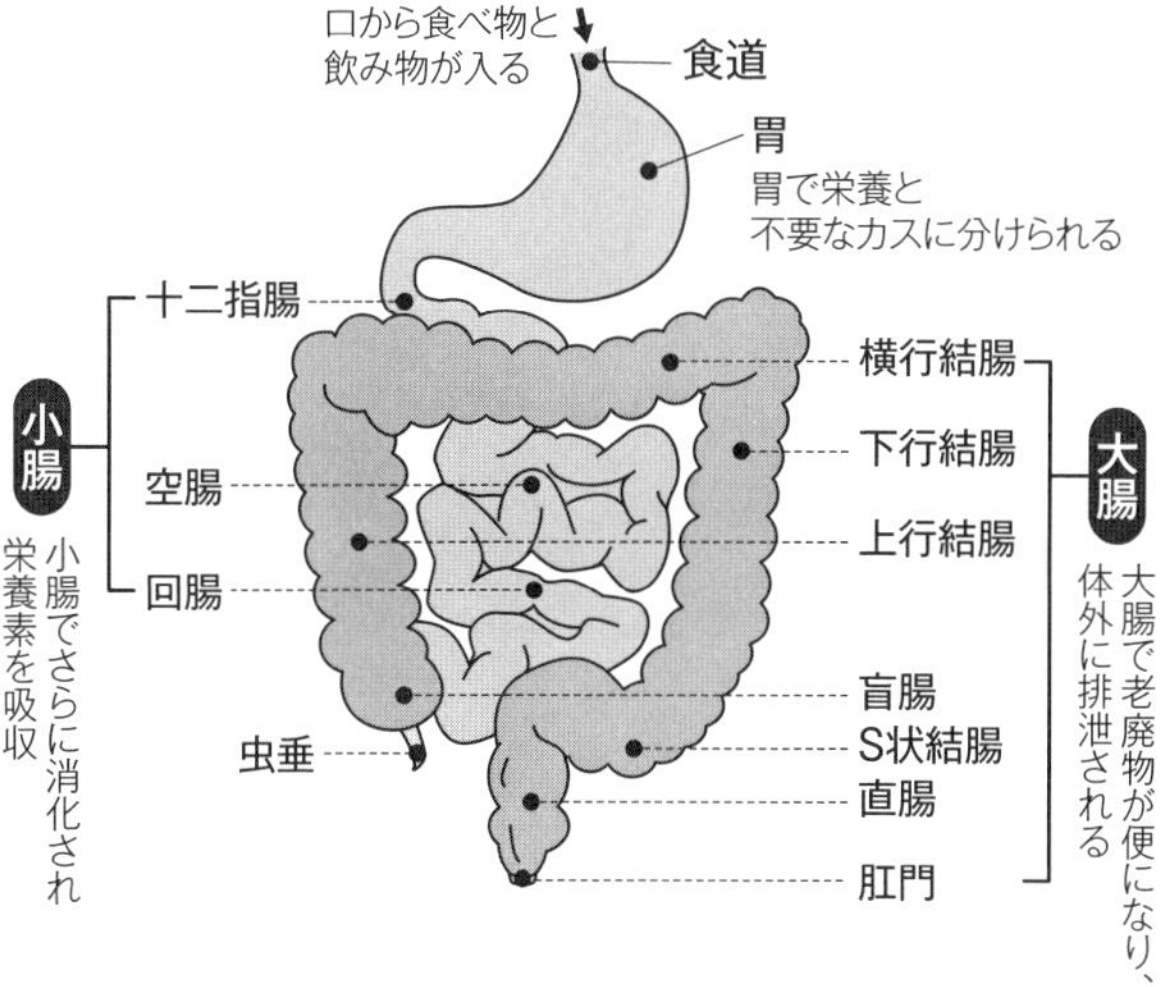

腸は人体のセカンド・ブレイン（第2の脳）

意外に思われるかもしれませんが、人の体の中で、脳の次に神経細胞が多い器官は腸です。脳には神経細胞が150億個以上あるとされますが、腸にも約1億個の神経細胞が存在すると考えられています。

そのため、腸は「セカンド・ブレイン（第2の脳）」と呼ばれています。このセカンドブレインという名は、アメリカのコロンビア大学医学部のマイケル・D・ガーション教授が命名しました。

脳との関係とは別に、腸の神経細胞は単独で臓器に指令を送り、動かすことができます。そのおもなものが、腸の内容物（食べ物のカスや便）が肛門に向かって移動する蠕動運動です。

腸管を内容物が通ると、その近くの神経細胞が感知し、腸管を動かす指令を筋肉に与えます。すると、腸管に収縮と弛緩の動きが起き、それによって内容物が移動するのです。これもセカンド・ブレインの働きです。

さらに注目したいのは、腸の蠕動運動に神経伝達物質の「セロトニン」が関わっていることです。

名前を聞いたことがある人も多いと思いますが、セロトニンはホルモンの一種で、この分泌量の減少がうつ病の原因のひとつだと考えられています。心の病に関係がある物質なので、脳に多いと勘違いされがちですが、実は、体内のセロトニンの約90％が腸に集中しています。腸に存在する「ＥＣ細胞」から放出されるセロトニンは、蠕動運動を促して、腸がスムーズに動くように働いているのです。

なお、セロトニンの原料となるのは、「トリプトファン」という必須アミノ酸の一種です。

トリプトファンは体内では作ることができないので、食品からとるしかありません。トリプトファンが豊富なのは、赤身の魚・肉類などです。さらに、セロトニンを作るためには、トリプトファンとビタミンB_6を一緒にとることが必要で、ビタミンB_6はにんにくなどの香辛料に多く含まれています。

人の体には自分を守る免疫機能がある

この章の頭で、「腸は人体最大の免疫器官である」というお話をしました。それを詳しく見ていきましょう。

よく、「免疫力が高いから、風邪やインフルエンザにかかりにくい」「免疫力が高いとガンになりにくい」ということを耳にすると思いますが、それはなぜなのでしょうか？　そもそも免疫とはどういうものなのでしょうか？

わかりやすくご説明しましょう。

私たちの体には、病気にならないように自分の体を守る機能がもともとそなわっています。これが「免疫」です。

その働きに関わる器官を「免疫系」と呼び、免疫の程度を示すのに「免疫力」という言い方をします。

免疫の役割は、「疫《えき》」から「免《まぬが》」れる、すなわち、体内にある病気の原因を無害化して、健康を守ることです。

つまり、体外から体内に侵入した細菌やウイルスなどの病原菌や、細胞の突然変異によって発生したガン細胞を攻撃して無力化させ、病気の発症や体の不調を防ぐのです。

そのために働いているのが、簡単にいうと、マクロファージ、顆粒球《かりゅうきゅう》、リンパ球などの「免疫細胞」（28ページ参照）や、細菌を破壊して溶かすリゾチームや免疫反応を補助する補体《ほたい》、ウイルスの増殖を抑制するインターフェロンなどの「免疫物質」です。

このうち免疫の中心をになうのは、T細胞、B細胞、ナチュラルキラー細胞などからなるリンパ球です。

リンパ球は、骨内部にあるやわらかい組織である「骨髄《こつずい》」で作られ、白血球中に存在して血液の流れにのっています。人体の器官分布で見ると、その60％以上が腸管に存在しています。

人の体にそなわる免疫のメカニズム

●免疫系は大きく2つに分かれる

人の体の免疫機能は2段階で働き、「自然免疫系」と「適応免疫系（獲得免疫系）」に大きく分かれます。

私たちの体に病原菌が入ってくると、まず自然免疫系が働き出し、免疫細胞や免疫物質が、病原菌を攻撃して排除します。

それで防御できない場合や強い病原菌が入ってきた場合は、適応免疫系が働き出し、リンパ球を総動員して攻撃をしかけ、無害化するように働きます。

免疫細胞の種類と働き

マクロファージ（貪食《どんしょく》細胞）

体内の異物を食べて無害化

顆粒球《かりゅうきゅう》

細菌やカビを取り込んで無害化

リンパ球

骨髄《こつずい》で作られ、人体の各所にあるリンパ節に集まる

ヘルパーT細胞

病原菌の侵入を察知し、攻撃指令を出す

キラーT細胞

指令を受け、病原菌を攻撃

B細胞

指令を受け、抗体を作って攻撃

ナチュラルキラー細胞（NK細胞）

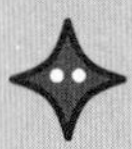

ウイルス感染細胞やガン細胞を攻撃して無害化

Tレグ細胞（制御性T細胞）

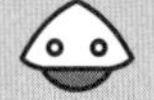

過剰に活性化した免疫細胞を抑制する

●自然免疫系と適応免疫系の働き

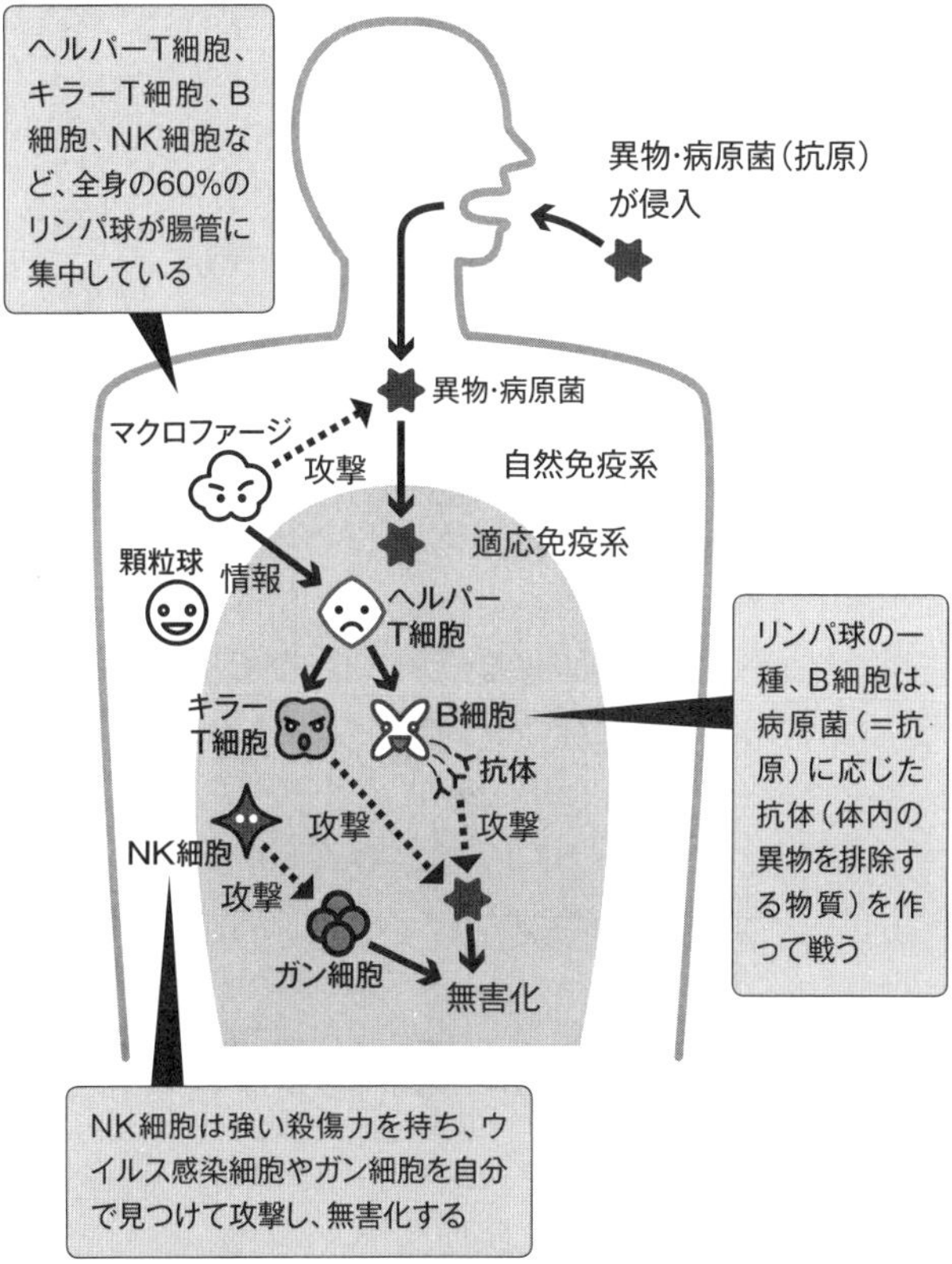

＊免疫系では、免疫物質（リゾチームや補体、インターフェロン）も、免疫細胞をサポートするように働いています。

大腸と小腸の絶妙な免疫メカニズム

全身の免疫機能の約6割が腸に存在するというお話をしましたが、なぜ、腸にそんなに集中しているのでしょうか?

それは、腸が外界とつながっている器官だからです。腸とつながる口からは、食べ物や飲み物に加えて、微生物などの異物や細菌やウイルスなどの病原菌も入り込みます。

そのため、腸の免疫機能が高くないと、外界から侵入する異物や病原菌に立ち向かえず、いつも病気に悩まされることになります。

腸内細菌はおもに大腸にいる

腸が持つ素晴らしい免疫力が注目されるようになったのは、腸内細菌との関係からでした。

腸管の内側のひだの中には、１００兆個もの常在菌が存在し、その種類は４００種にものぼると考えられています。

腸内環境に及ぼす影響から大別すると、次の三つに分かれます。

①善玉菌（乳酸菌、ビフィズス菌など）
②悪玉菌（ウェルシュ菌など）
③日和見《ひよりみ》菌（状況に応じて善玉になったり悪玉になったりする菌）

各菌のバランスは、善玉菌20％、悪玉菌10％、日和見菌70％くらいがよいとされます。

最近、「腸内フローラ」という言葉をよく目にするようになりましたが、これは腸内環境を決定する因子の一つです。腸内細菌が存在する腸内環境は、①食事、②腸管機能（蠕動運動、大蠕動、直腸反射）、③腸内フローラ（腸内細菌叢《そう》）の三つで構成されています。

大腸と小腸の腸内細菌

●消化管に存在する腸内細菌

大腸と小腸に存在する腸内細菌の種類・数は異なります。

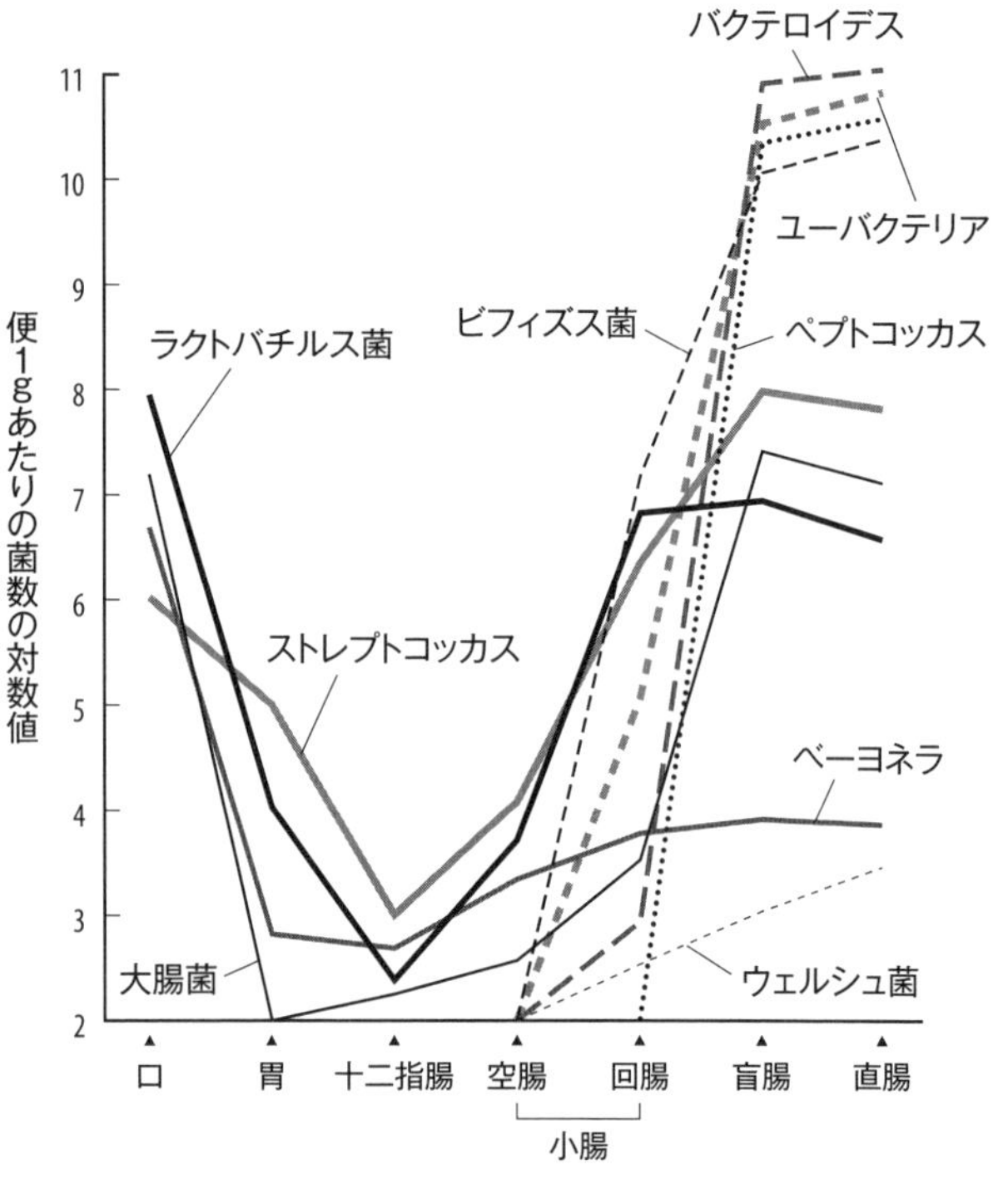

［資料：光岡知足『腸内細菌学雑誌』（15巻2号、2002年）の図を改変］

腸に老廃物がたまらず、腸内環境が良好であれば、腸内細菌のバランスもよく、それに応じて免疫力も高まります。

逆に、腸内環境が悪いと、悪玉菌が増え過ぎ、腸内細菌のバランスがくずれて免疫力も低下してしまうのです。

ただし、腸内で常在菌が存在するのは、おもに大腸内です。一方、小腸内は無菌ではないものの、腸内細菌は少なめです（ビフィズス菌、ユーバクテリア、ストレプトコッカスなどが少数存在）。

では、小腸は免疫機能に関係ないのかと勘違いしがちですが、そうではありません。この小腸こそが、腸管免疫の中枢をになっているのです。

そのメカニズムを詳しく紹介しましょう。

小腸の「パイエル板」が腸管免疫力の中枢

腸管の粘膜には、腸特有のリンパ組織（免疫機能をになうリンパ球が集まる部位）があり、「腸関連リンパ組織（ＧＡＬＴ）」と呼ばれ、その容積は腸の25％にも及びます。

この腸関連リンパ組織こそが、前述の腸管免疫系をになっています。

ここに集結したリンパ球などの免疫細胞が、外界から侵入する異物や病原菌を効率よく排除し、私たちが病気にならないための強力なバリアとなってくれているのです。

腸関連リンパ組織は、次の三つから構成されています。

①「パイエル板」と呼ばれる組織（小腸のみ）
②腸管上皮細胞とそこに存在する上皮細胞間リンパ球（小腸・大腸）
③粘膜固有層とそこに存在する粘膜固有リンパ球（小腸・大腸）

この①〜③の組織に、全身のリンパ球の60％以上が集結しているのです。

なかでも、その主役をになうのが「パイエル板」です。

パイエル板は、おもに大腸に近い小腸の一部である回腸にあり、腸管独自のリンパ節を形成しています。

ちょっと難しい話になりますが、このパイエル板での免疫反応のメカニズムについて説明しておきましょう。

腸の運動機能が運搬と排泄をサポートしている

腸の内腔《ないくう》（内側の空間）と接するパイエル板の入口には、M細胞という組織があります。

口から侵入した異物や病原菌は、食道と胃を経て小腸に達すると、まずこのM細胞が免疫機能を発揮して動き出します。

M細胞は病原菌などをパイエル板の中に取り込むように働き、それを察知したパイエル板の中の免疫細胞群（抗原提示細胞、リンパ球T細胞、リンパ球B細胞が、病原菌（＝抗原）を攻撃するための抗体である「ＩｇＡ（免疫グロブリンＡ）」という物質を作ります。

免疫機能がスムーズに働いていると、この段階でＩｇＡが病原菌などに作用し無害化するので、私たちは病気になることを予防できるのです。

ここで注目したいのは、このような抗原と抗体の免疫反応は、腸内にいる常在菌、つまり腸内細菌に対しては起こらないのです。

一般に、腸の働きや免疫について解説している本の中には、小腸と大腸を混同しているものも見受けられます。本来なら、小腸と大腸を区別して語らなければならないところを、「腸」というくくりで一緒に語ってしまうため、間違いが生じやすいようです。

よって、「腸管免疫力を高める」ためには、小腸と大腸の働きや免疫反応の違いを知り、それに応じたケア法が必要になるのです。そして、その大きなポイントとなるのが、序章で紹介した成分グルタミンなのです（詳しくは3章参照）。

小腸の構造と免疫機能

●パイエル板が腸管免疫力の中枢

　小腸の一番内側の層は粘膜でできており、絨毛《じゅうもう》、腸陰窩《ちょういんか》、粘膜固有層からなります。この部位は、免疫細胞であるリンパ球が密集する「リンパ小節」がよく発達しているのが特徴です。大腸に近い小腸の一部である回腸では、リンパ小節が数個集まって「集合リンパ小節」を作っており、これが「パイエル板」です。

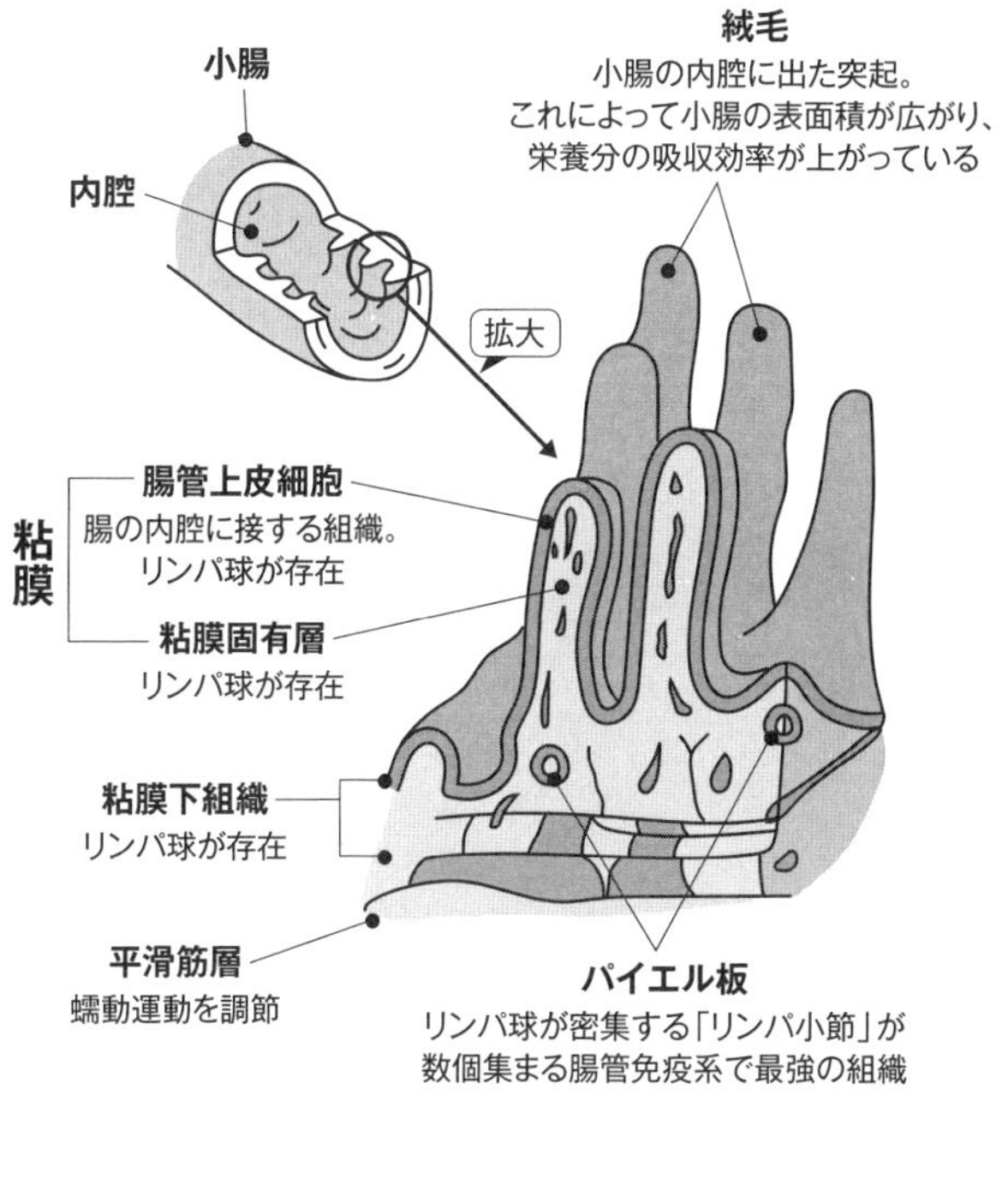

腸管免疫力を高めると病気にならない

これまで、小腸での免疫反応がいかに大事かをご説明しました。
では、腸の免疫反応の特徴はどんなものなのでしょうか?
腸管免疫系の特徴としては、次の二つがおもなものです。

①細菌やウイルスなど危険な病原菌を排除する
②食べ物や腸内細菌などの安全なものは排除しない

これは一見あたり前のように思えますが、腸が持つ高度な免疫機能を表しています。

つまり、腸管免疫系は、まず、腸に入ってきた物質を体にとって危険なものと危険でないものに識別します。その後、危険度の有無によって、必要な免疫反応を起こしているのです。

細菌やウイルスなどの病原菌が体に入ると、腸管免疫系によって「有害」と認識され、先に述べたように小腸のパイエル板のリンパ球などが働き出し、免疫反応を起こして病原菌を無害化して排除します。このようにして、人の体を守るのです。

一方、食べ物や腸内の常在菌に対してはこのような反応は起こらず、「有益」なものとして受け入れます。

口からいろいろなものをとり入れても、私たちが健康を守れるのは、腸管免疫系のこの高度な識別能力と免疫反応があるからこそです。

たとえ、外界から異物や病原菌が体の中に侵入しても、それらが腸管の粘膜を通過して血液による体内循環に入らない限り、体にとってとくに危険ではありません。パイエル板など腸管粘膜にある高い免疫反応をになう組織が、体に有害なものを破壊してくれるのです。

ただし、このメカニズムが働くためには、腸管の免疫力が良好な状態であることが必要です。腸管の免疫組織が弱いと、病原菌に打ち勝てません。

病気にならないためには、「腸管免疫力を高める」ことが重要なのです。

腸管免疫系の高度なメカニズム

●有害か有益かを識別して反応

腸管免疫系をより高度にしているのが、体に有害でないものを識別し、それに対して無反応であるしくみです。

これを「免疫寛容」と言い、これによって体に有益なもの・無害なものは、免疫細胞からの攻撃を免れることができます。ただし、潰瘍《かいよう》性大腸炎やクローン病（P.64·65参照）の患者さんには、免疫寛容に破綻《はたん》が見られ、免疫反応の異常が、病気の原因のひとつになっています。

腸管免疫系のメカニズム

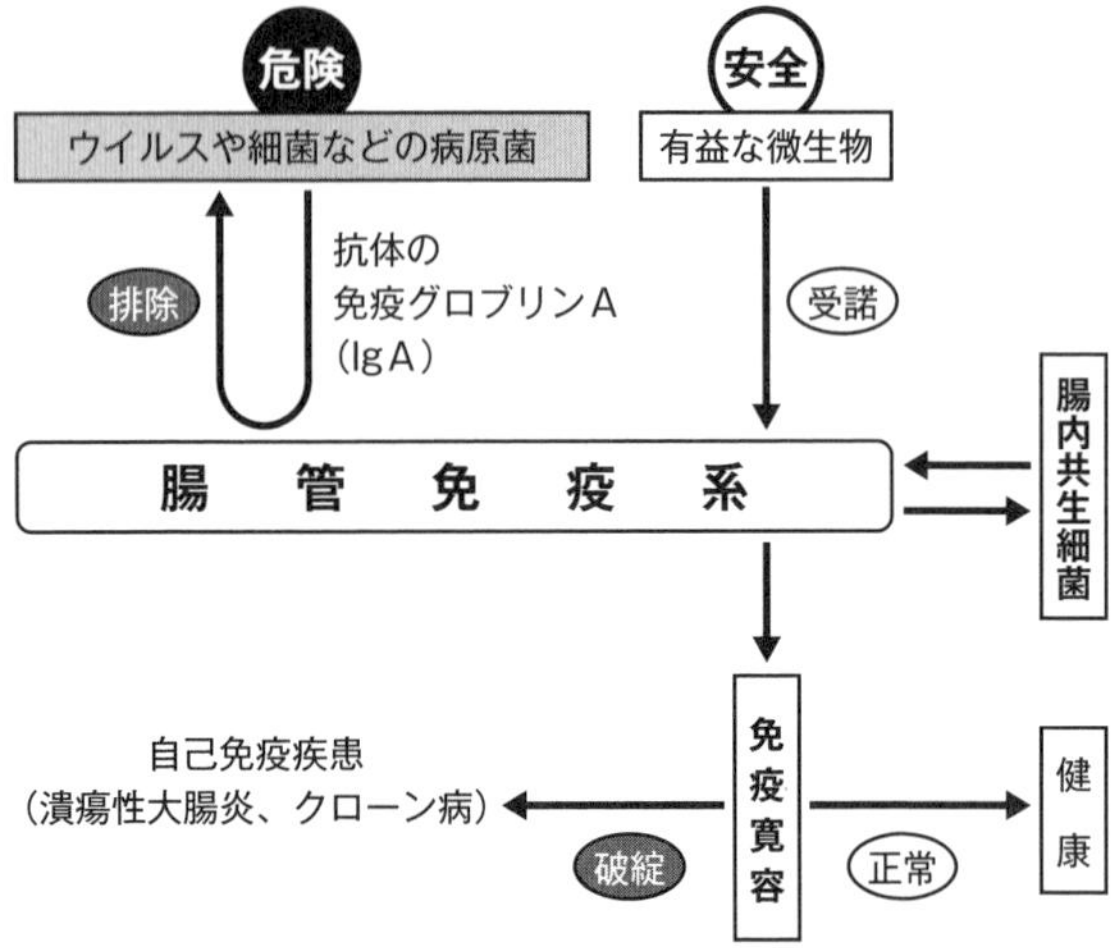

2章

腸の不調や病気が激増している

日本人の腸内環境がますます悪化している

腸を健康にして腸管免疫力を高める方法は、3～5章で詳しく紹介しています。この章では、腸の免疫と健康に関する話をもう少し続けましょう。

最近、日本人の腸の状態が悪化傾向にあるのをご存知でしょうか?

それにともなって腸の不調や病気が増えており、便秘や下痢などの困った症状から、潰瘍性大腸炎やクローン病（64ページ参照）、大腸ガンなどの重い病気まで多岐にわたります。

1981年から日本人の死亡原因の第1位はガンですが、部位別に見ると、大腸ガンの発症が急増しています。厚生労働省の「人口動態統計」によると、近年は、大腸ガンによる死亡率が、ガンによる死亡のうち、男性では3位、女性では1位になっています。現在の腸の状態を放置しておくと、発症率・死亡率ともに、大腸ガンがまだまだ増えると見られているのです。

ガンの部位別死亡率の推移（主要部位・対数）

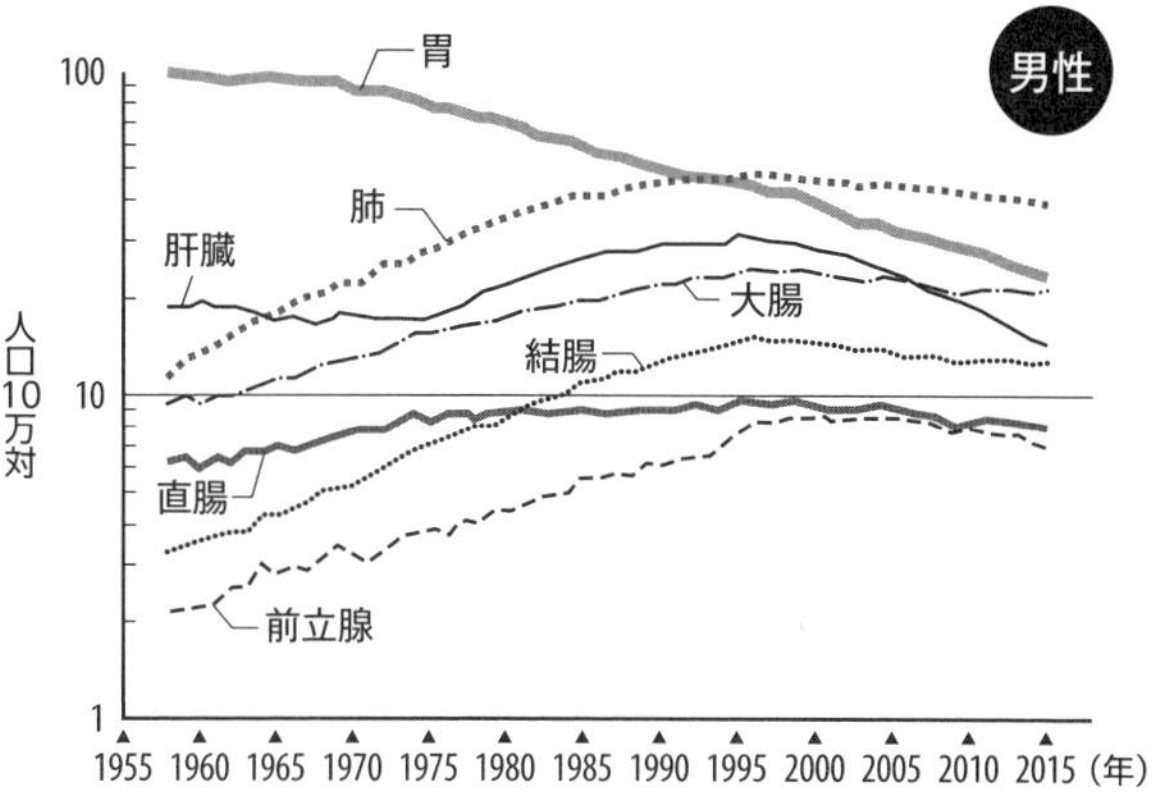

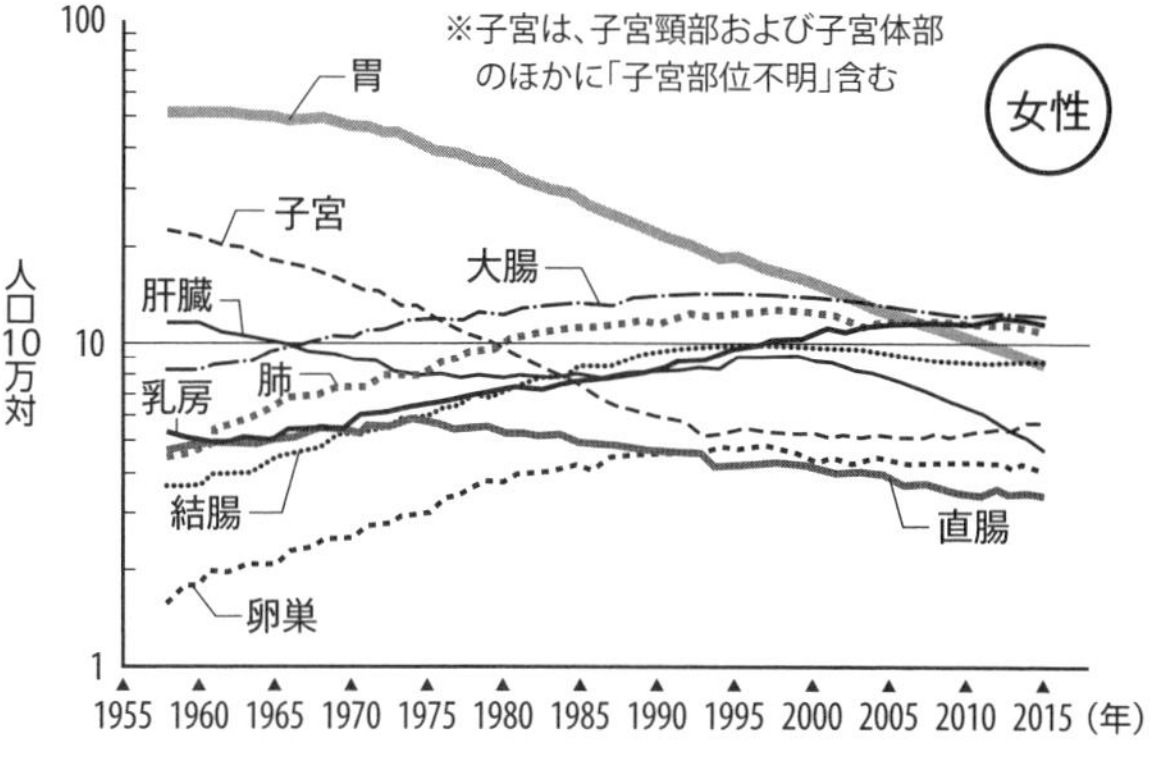

資料：国立がん研究センターがん対策情報センター

さらに、今まで述べてきたように、腸の状態は全身の免疫力にも深く関わっています。腸の状態が悪化すると、全身の60％以上をになう免疫機能がうまく働かず、腸だけでなく、ほかの器官の病気をも引き起こしてしまいます。

では、なぜ、日本人の腸内環境は悪化しているのでしょうか？

長年、腸のさまざまな症状や病気を診てきた臨床経験から、私は、その大きな原因は次の四つにあると考えています。

①食生活の大きな変化
②体内リズムの乱れ
③ストレス
④運動不足

くわしくみていくことにしましょう。

悪化の理由①　食生活の大きな変化

戦後、日本人の食生活は大きく変化しました。１９６０年代の半ばまでは、ひき割りめし（米4〜6に対して大麦6〜4の割合）・味噌汁・漬け物、そして副菜を二品という一汁三菜の家庭料理としての和食が中心でした。

ところが、東京オリンピック開催前後の1960年代半ばから、肉類、牛乳などの乳製品、ヨーグルトなどの動物性乳酸菌の摂取量が大幅に増え、高度成長期とバブル期を経て、ますます欧米型の食事に近づいています。

1960年代と比べると、現在の日本人は肉類を4倍、乳製品を4倍ほど摂取しているとされます。こうした食生活の変化は、栄養学的には動物性たんぱく質と脂質の摂取量を増やし、その影響から、日本人の体格は大きくなり、平均寿命も延びてきました。しかし、そのような状況下でも、大腸ガンの発症率・死亡率は上昇し、便秘・下痢など腸の不調に悩む人は増えています。

その理由には、食物繊維や植物性乳酸菌の摂取量が減ったことが考えられます。食物繊維は、野菜や海藻、穀物、豆類やいも類などに豊富な栄養素です。一方、植物性乳酸菌は、日本の伝統的食品である漬け物、味噌などに多く含まれています。これらの食品は、私たちが肉や乳製品、パンやお菓子を日常的に食べるようになるにつれ、摂取量が減ってきているのです。

自分や家族の食生活をふり返ると、思いあたることがありませんか。

食物繊維は便の量を増やして排便を促すように働き、植物性乳酸菌は腸内細菌のバランスを整えます。どちらも、摂取量が不足すると、腸内環境を悪化させてしまいます。

また、脂質については、どのようなクオリティの脂質をとっているかが問題になります。脂質は構成成分である脂肪酸の種類によって、体にいいか悪いかの特徴が違ってきますが、近年の日本では、とり過ぎるとよくないリノール酸やトランス脂肪酸などの摂取量が増えているのです。

さらに、肉類の摂取量の増加は、魚介類を食べる機会を減らしています。

かつての日本の食卓には、旬の魚の刺し身が今よりもっと頻繁に並んだものでした。序章で鮮魚店の夫妻のエピソードを紹介しましたが、新鮮な生魚を食べることは、腸の免疫力を高めるグルタミンの摂取につながります。しかし、現在の日本の食生活では、その頻度が減っています。

このように、知らず知らずのうちに腸を健康にする食習慣を身につけていた日本人は、そのよい点を少しずつ捨ててきてしまったのです。

悪化の理由② 体内リズムの乱れ

私たちの体の各部位には、心と体が健康でいるためにバランスよく時を刻む「体内時計」がそなわっています。

腸にも、消化・吸収や排便などのリズムがあり、それに合った生活をすると、腸の健康状態がよくなります。逆に、腸のリズムをこわす毎日を送っていると、便秘、お腹の張り、下痢などに悩まされがちになり、老廃物をため込んだ腸内の環境が悪化していきます。

腸のリズムをこわすおもな原因は、昼夜逆転の生活、朝寝坊、朝食抜き（欠食）、不規則な食事時間、夜遅い食事、便意のがまん、夜更かしなどです。

毎日の生活で、思いあたることはありませんか？

このようなリズムの乱れは、現代人の多忙さによるところも大きいといえます。プライベートな時間より仕事を優先してオーバーワークが続く日々などは、腸の健康にはマイナスになっていることが多いのです。

悪化の理由③　ストレス

現代人のストレスの多さも、腸内環境を悪化させる原因のひとつです。

ストレスは、身体的なものと精神的なものに大きく分かれます。身体的ストレスは、気候の寒暖の変化、騒音、空腹などから生じるもの。一方、精神的ストレスは、仕事上のプレッシャー、職場や家庭での人間関係の悩み、将来や老後への不安などから起こり、現代社会でますます増えているものです。また、パソコンや携帯電話の普及による情報化が進んだ社会も、私たちの日々のストレスを増やしているといえるでしょう。

腸は、このようなストレスを敏感に察知します。たとえば、心配事があるときに腹痛が起きて下痢気味になるのも、腸とストレスの関係からです。

腸は、腸自体にそなわる「腸神経叢」と、交感神経と副交感神経からなる「自律神経」の二つによって動いています。強いストレスがかかると、腸神経叢は知覚過敏を起こし、便を押し出す蠕動運動が過敏になり過ぎて、下痢につながります。

一方、同じように強いストレスがかかると、自律神経では、体を緊張状態にする交感神経が優位に立ちます。腸をリラックスさせてスムーズな排便を促すのは副交感神経のほうなので、交感神経が優位に立ち過ぎた状態では、腸の働きが鈍くなり、便秘につながります。

身体的・精神的にストレスがあまりない状態では、腸神経叢と自律神経はバランスをとりながら働いていますが、強いストレスによってその均衡がこわれると、腸の動きにも悪影響が出ます。便秘と下痢を交互に繰り返す過敏性腸症候群などは、ストレスが増悪因子となって悪化している場合が多いのです。

悪化の理由④　運動不足

近年は肥満の人が増加し、内臓脂肪型肥満と生活習慣病が加速的に進むメタボリックシンドロームなども話題になっています。

日本人に肥満が増えた背景には、カロリーオーバーの食事に加え、運動不足が指摘されています。運動不足になる一番の原因は、交通機関の発達やデスクワークの増加などから、「歩く機会と時間が少ない」ことです。

歩いて体を動かさないと、消費カロリーが少なくなって肥満になりやすく、また、歩行時に使うお腹や腰まわりの筋肉がきたえられないので、健康を維持するのに大切な筋肉も不足しがちになります。

腸との関係では、体を動かす機会が少ないと、腸の働きがにぶってきます。消化・吸収力が低下し、蠕動運動もスムーズに起こりにくくなり、便秘や腹部膨満感などにつながります。

また、大腸ガン（結腸ガン）の発症リスクに、肥満が関係していることが、近年の調査研究によって指摘されています。

体を動かす機会が少ないのは、肥満や生活習慣病の原因となるだけでなく、腸の健康にとってもよくないことなのです。

大腸ガンのリスク評価

	リスク低下	リスク上昇
確実な要因	身体活動	赤身肉、加工肉、多量飲酒(男性)、肥満、高身長
ほぼ確実な要因	食物繊維を多く含む食品、ニンニク、牛乳、カルシウム	多量飲酒(女性)
限局的(可能性あり)	野菜、果物、葉酸を含む食品、セレン、セレンを含む食品とビタミンDを含む食品、魚	鉄を含む食品、チーズ、動物性脂肪を含む食品、砂糖を含む食品
限局的(結論なし)	穀類、鶏肉、脂肪酸組成、コレステロール、コーヒー、メチオニン	

資料:世界癌研究基金／アメリカ癌研究財団(2007年)による

証拠としての確実性	予防要因	リスクファクター
確実	身体活動(大腸)	過体重および肥満(大腸)
ほぼ確実	野菜·果物(大腸)	加工肉(大腸)
可能性あり／データ不十分	食物繊維、大豆製品、魚、n-3系脂肪酸、カロテノイド、ビタミンB_2・B_6・B_{12}・C・D・E、葉酸、カルシウム、亜鉛、セレン、フラボノイド、イソフラボン、リグナン	動物性脂肪、ヘテロサイクリックアミン、多環芳香族炭化水素、ニトロソ化合物

注：データは「確実」、「ほぼ確実」に関しては大腸のみを対象にしたもの、「可能性あり／データ不十分」はガンに関連のあるものを表示。

資料：WHOによる国際評価(2003年版)より

腸内環境が悪化すると病気になる!?

「便秘やお腹の張りが続くくらいで、命に関わる病気になることはない」と思っている人も少なくないでしょう。しかし、そうではありません。

これまでの腸の役割と免疫力、腸内環境の話からわかるように、腸が健康であるかどうかは、腸の大きな病気に加え、全身の病気にも関わってきます。

たとえば、大腸ガンの患者さんには、長年重い便秘に悩まされていた人も存在するのです。

大腸ガンの原因の究明は進んでいませんが、便が老廃物となってたまりやすいS状結腸や直腸に発症しやすく、その因果関係も指摘されています。

腸内環境の悪化から病気になるメカニズムは、1章の腸管免疫の話で述べたように大腸と小腸の2ルートに分かれます。この二つは相互に影響し合いながら、腸と全身の健康に深く関わっているのです。

腸内環境と免疫、病気の関係

●腸の健康が全身に影響

腸内環境が悪いと、免疫力が低下し、病気を予防しにくい体になってしまいます。

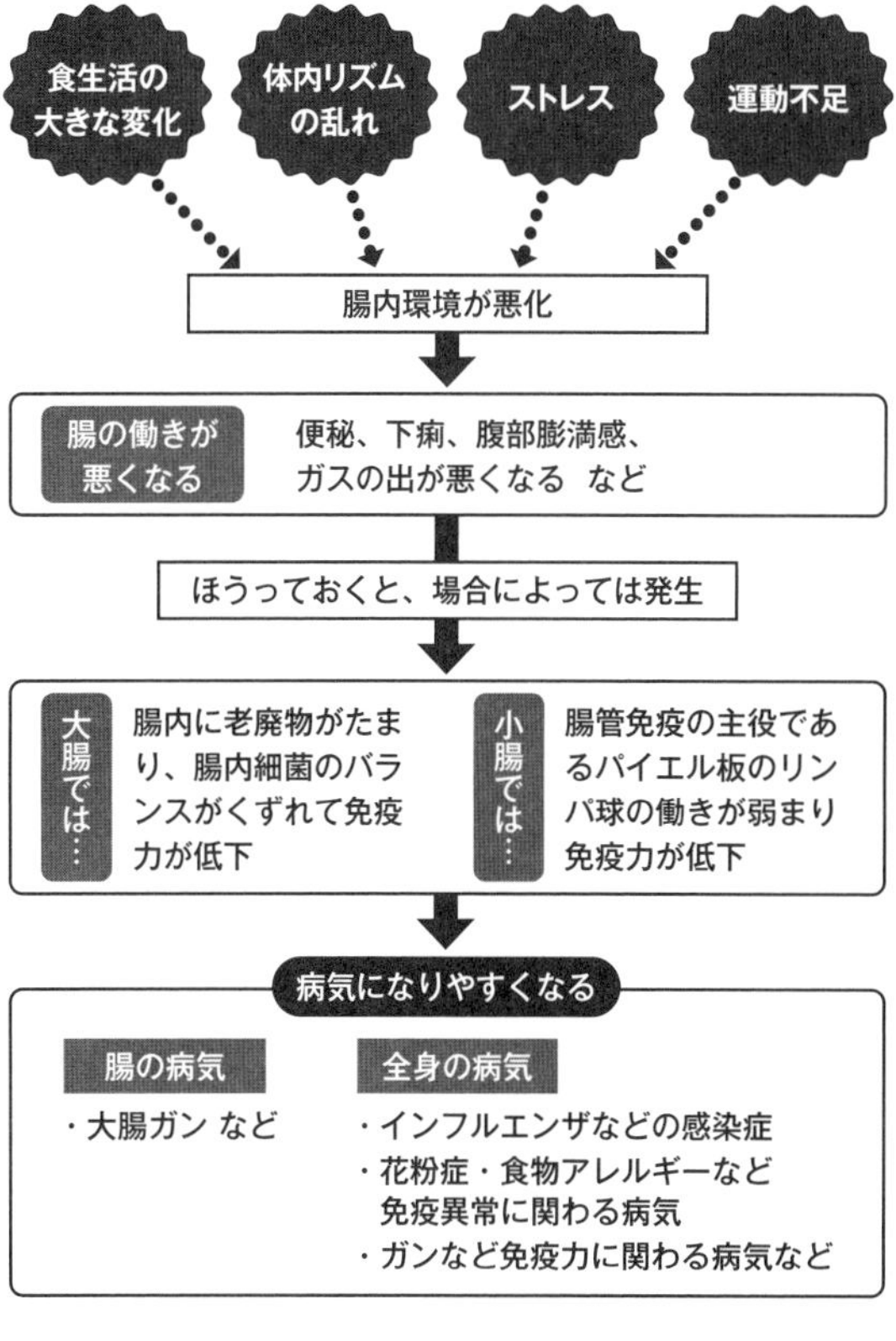

腸内環境の悪化で増えている病気は？

これまでの話で、腸内環境が悪化すると困った症状が起こったり、腸の病気やガンのリスクが高まることがおわかりでしょう。

では、日本で増加している腸の症状や病気にはどのようなものがあり、それらにどう対処すればいいのでしょう？　効果的な予防法はあるのでしょうか？

ここからは、それらについて見ていきましょう。

腸の悩みや症状・病気はさまざまですが、近年とくに増えているのは、便秘・下痢などの排便異常、潰瘍性大腸炎・クローン病などの難治《なんち》性炎症性腸疾患、大腸ガンです。

また、便秘などの排便異常を一原因とする「うつ症状」、免疫異常によるアレルギー性疾患なども増加しています。さらに、肌あれ、ニキビ、体臭、頭痛、肩こり、疲れなども引き起こします。

日本で増加する腸の症状と病気

●全身の病気や心の病の誘因にも

「たかが便秘や下痢」と思って放置していると、全身に関わる症状や病気、心の病につながることもあります。早めのケアと予防が大事です。

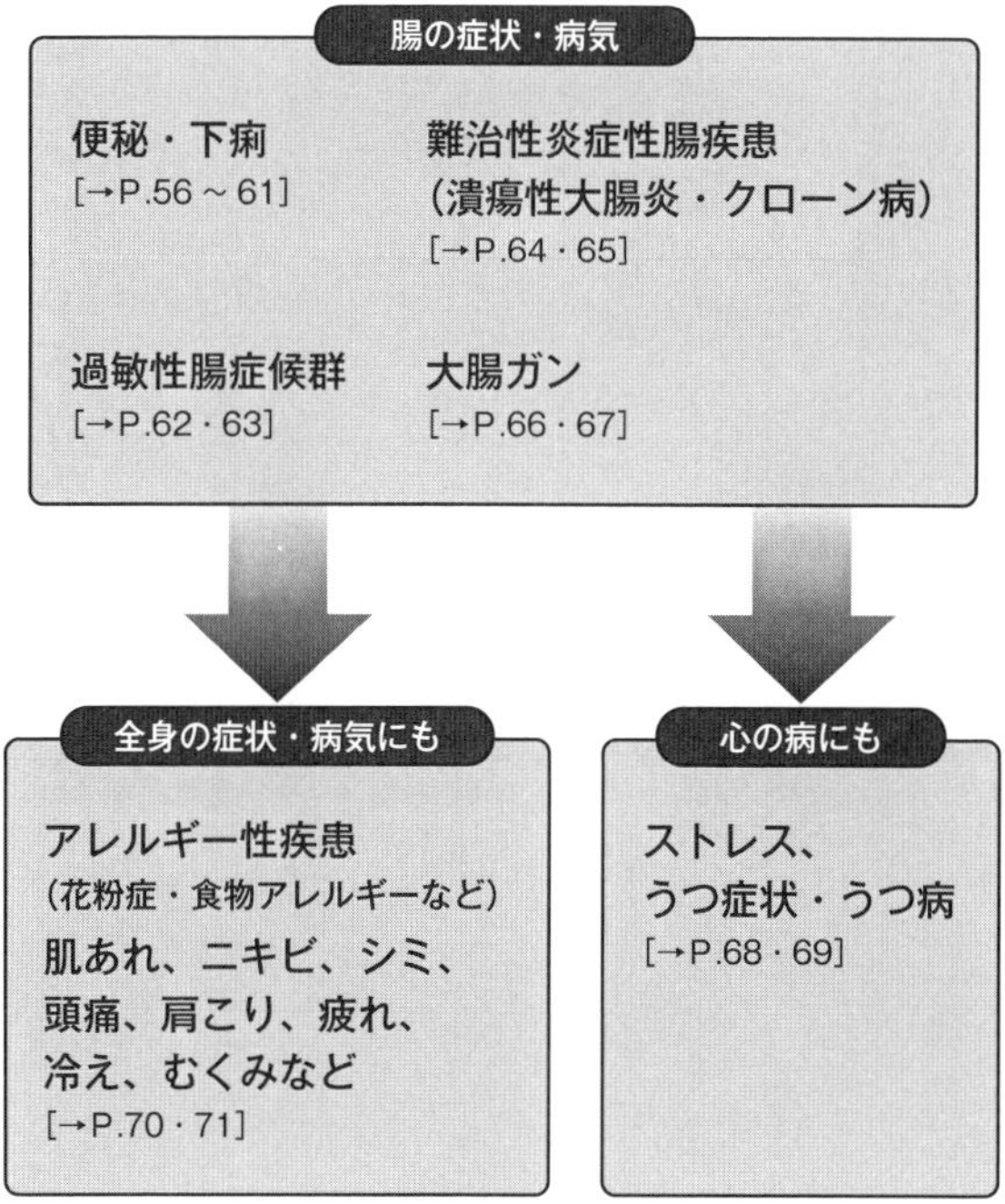

便秘・下痢の原因は？　どう治す？

意外に思うでしょうが、便秘の医学的な定義は最近まで決まっていませんでした。２０１７年に『慢性便秘症診療ガイドライン』（南江堂刊）が発表され、診断と治療の道筋が示されました。

それによれば、便秘とは「本来体外に排出すべき糞便を十分量かつ快適に排出できない状態」と定義されています。

一般的には、「2～3日に1回は排便があり、残便感などの自覚症状がなければ、便秘とはいわない」というのが、腸の専門医に共通する認識です。ただし、毎日排便があった人が、運動不足や環境の変化から2～3日に1回の排便になり、お腹の張りなどを感じるのであれば、便秘と呼べます。

これらからわかりやすくまとめるなら、便秘とは、「週に1～2回の排便になり、排便時の困難感、腹部膨満感、下腹部痛などの自覚症状をともなうケース」といえるでしょう。

慢性便秘症のタイプ

ほとんどの便秘が、生活習慣やストレスが原因で起こる「慢性便秘」です。慢性便秘症は大きく分けて、なんらかの病気があって起こる器質性便秘と、機能性便秘に分類されています。多くの慢性便秘症は機能性便秘で、機能性便秘はさらに次のように分類されます。

排便回数減少型

①大腸通過遅延型

便を輸送する大腸の能力が低下しているために排便回数や排便量が低下するタイプ

②大腸通過正常型

大腸の便を輸送する能力が正常であるにもかかわらず、排便回数や排便量が減少するタイプ（食物繊維摂取量が少ないケースなど）

排便困難型

①大腸通過正常型
排便回数や排便量が減少していないにもかかわらず、硬便《こうべん》（便がかたいこと）のために排便困難や過度のいきみを生じるタイプ
②機能性便排出障害
機能的な病態によって、直腸にある便を十分量、快適に排出できず、排便困難感や残便感を認めるタイプ
器質性便秘は大腸ガンによるものが代表的です。器質性便秘の場合は、便秘の裏に腸の病気がひそんでいるので、早めの対処が必要です。
たとえば、排便がスムーズだった人が急に便秘がちになったり、便が細くなったりして、それが持続する場合は大腸ガンが疑われるので、早期に専門医を受診してください。

便秘の原因のほとんどは生活習慣の乱れ

慢性便秘のおもな原因としては、食生活の乱れ、水分摂取量の少なさ、ストレス、

体内リズムの乱れなどが挙げられます。また、下剤の連用によって、便秘を悪化させているケースも多く見受けられます。

では、慢性便秘をほうっておくと、どうなるのでしょう?

排便は、腸にたまる老廃物を体外に排出する活動なので、便秘を放置していると、体内に有害物質がたまってきます。まず、老廃物が腐敗して、ガスが発生しやすくなります。

すると、腸内環境が悪化し、悪玉菌が増えていきます。この悪循環によって便秘が悪化し、腸の働きはますますにぶり、腸管免疫力も低下します。さらに怖いのは、便秘を放置していると大腸ガンのリスクが高まることです。

慢性便秘は生活習慣の乱れがおもな原因なので、それを改善すると治ってきます。また、腸の働きと免疫力も高まり、腸の病気の予防につながるのです。セルフケアの具体的な方法は、3~5章で紹介しています。

ただし、慢性的に重い便秘が続く場合は、専門医を受診して必要な検査と治療を受けながら、セルフケアもすすめるといいでしょう。

下痢は症状によって適切な対処を

下痢も、便秘と同じように明確な定義がない症状です。専門医の共通認識としては、「成人で1日に200mℓ以上の水様便《すいようべん》が出る」状態を言います。

あまり激しくない下痢の原因は、食べ過ぎ・飲み過ぎ、お腹の冷やし過ぎ、ストレス、蠕動運動の過度の活発化（腹痛をともなう）などです。これらは一時的な症状の場合が多いので、あまり心配しないでいいでしょう。

一方、急激に起こる下痢は、ウイルス感染がほとんどです。下痢とともに血便がある場合は、O《オー》-157など病原性が強い細菌の感染、潰瘍《かいよう》性大腸炎やクローン病、大腸ガンなどが疑われます。いずれの場合も、早めに病院を受診しましょう。

また、下痢止めの薬は、体外に病原菌が出ていくのを妨げ、治癒《ちゆ》を遅らせることになります。

薬が必要かどうかは医師の判断に従いましょう。

慢性便秘のおもな原因

●偏食

とくに食物繊維の摂取量が少ないと、便のかさが足りなくなる

●ダイエット･欠食などによる食事量の減少

便を作る量が足りなくなる

●水分摂取量の減少

便が適度にやわらかくならない

●いも類など不溶性食物繊維のとり過ぎ

便がかたくなる

●ストレス

腸の緊張が続き、蠕動運動が起こりにくい

●排便の我慢による便意の低下

直腸や肛門への便意の刺激がにぶる

●体内リズムの乱れ

自律神経のバランスがこわれ、腸の働きが低下

●加齢による腸管機能の低下

腸管壁の機能などが低下

●月経前症候群

生理前に黄体ホルモンの作用の関係で腸管の働きが低下

●刺激性の下剤の長期的な服用

大腸の働きが悪化

過敏性腸症候群はどうケアする?

過敏性腸症候群と聞くと、通勤電車を降りて駅のトイレに駆け込むビジネスマンの姿を連想するのではないでしょうか?

たしかに症状のひとつに下痢がありますが、それだけではありません。過敏性腸症候群を症状別に分けると、①下痢型、②便秘型、③下痢と便秘の混合型、の三つに分かれます。それらの排便異常や腹痛などが認められるものの、諸検査によって腸管に異常を引き起こしている特定の病気が見つからない場合に、過敏性腸症候群を疑います。

しかし、現行の診断基準では、確定診断のために6か月以上の経過観察が必要になってきます。

原因としては、ストレスとの関係がよく話題になっていましたが、最近の調査研究では、ストレスは症状を悪化させる要因であって、直接の原因とは認めにくい、という考えが主流です。

では、原因は何かと言うと、「消化管運動の異常」と「消化管の知覚過敏」が指摘されています。つまり、蠕動運動などの腸管運動の異常と、腸管がわずかの刺激にも過敏に反応し過ぎることとです。

これらには、腸の持つセカンド・ブレイン（24・25ページ参照）の働きが関与しているとも考えられています。

対処法としては、症状が軽ければ、食事リズムを工夫してみるのもいいでしょう。腸の蠕動運動は朝起きがけが活発なので、過敏性腸症候群の人がそのタイミングで朝食をとると、腸の動きが活発になり過ぎて、下痢につながってしまうのです。通勤後に会社近くで朝食をとるなど、食事時間をずらすことで、症状が改善する場合もあります。

また、ストレスが症状を悪化する要因となっている場合は、毎日の心身の疲れを軽くする工夫をしてみましょう。4章でそのコツを紹介しています。

症状が重い場合は、専門医への受診をおすすめします。

潰瘍性大腸炎・クローン病も増えている

１９８０年代ごろから日本で急増している腸の病気に、「潰瘍性大腸炎」と「クローン病」があります。この二つは「炎症性腸疾患」という病気群に属し、10～20代など若い世代で発症する人が多いのが特徴です。２０１７年1月の時点で、潰瘍性大腸炎が約23万人、クローン病の患者が約7万人存在するといわれています。

どちらの病気も、症状としては、下痢などの排便異常や腹痛が起こり、さらに下血《げけつ》が加わります。

腸の中はどうなっているかと言うと、潰瘍性大腸炎では、大腸の粘膜に慢性的な炎症が生じ、びらんや潰瘍が現れます。クローン病では、小腸と大腸の粘膜と筋肉層に炎症が生じ、初期の病変として、腸管免疫系の主役である小腸の粘膜周辺に小さな潰瘍ができます。この二つの病気は難病に指定されており、「難治性炎症性腸疾患」とも呼ばれます。

病気の原因はまだ明らかになっていませんが、腸の免疫異常が深く関わっているとされ、その背景に、食生活の欧米化とストレスがあることが指摘されています。40ページで「免疫寛容」について説明しましたが、潰瘍性大腸炎やクローン病の患者さんには、リンパ球が本来は攻撃しなくてよい物質に対しても攻撃をしかけている現象が確認されます。

つまり、これらの病気にかかると、免疫システムを機能させるための免疫寛容が破綻《はたん》をきたしているのです。

これは、結果的には免疫系が活性化し過ぎている状態です。そこが、本書で述べている他の病気と異なるところです。

潰瘍性大腸炎にも、グルタミンは有効に作用します。その理由は、グルタミンが小腸粘膜や大腸粘膜のよい栄養源になることです。これらの病気になると、食欲不振のために食事量が減って筋肉量が減少しますが、グルタミンをとると、筋肉の合成を高めることもできるのです。また、あとで解説する免疫細胞の暴走にブレーキをかける「Tレグ細胞」の治療への応用が期待されています。

大腸ガンはどう予防すればいい?

かつて日本人に多かった胃ガンの死亡率が低下するにつれて増えてきたのが、大腸ガンの罹患率《りかん》と死亡率です。1980年代から増加し始め、ここ十数年ほどは男女ともガンの部位別死因の第1位から第3位くらいに位置しています。

大腸ガンは高齢の人に多いガンと思われているようですが、年代別の罹患率が増加するのは、実は男女ともに40代です。また、便秘の悩みで受診する20代や30代の患者さんに、早期の大腸ガンが見つかることもあります。

そのため、比較的若い世代の人も、大腸ガンにならない予防法を身につけ、早期発見のために大腸ガン検診を定期的に受けるのが一番です。

大腸ガンの原因は、食生活の欧米化(とくに動物性脂肪と乳製品の摂取)、運動不足などが挙げられます。つまり、42~51ページで述べた「日本人の腸内環境がますます悪化している」理由と同じです。

また、便秘との関係も指摘されています。便秘時に便がたまりやすいのは、大腸内のS状結腸や直腸ですが、日本で増えている大腸ガンも、S状結腸や直腸での発症がとても多いのです。

腸での消化・吸収には肝臓から分泌される胆汁酸《たんじゅうさん》が必要となり、便秘時は胆汁酸の濃度が高まります。この胆汁酸の代謝産物（二次胆汁酸）が発ガンに関与していると見られています。

さらに最近は、メタボリックシンドロームと大腸ガンの関係も指摘されており、肥満や糖尿病などが大腸ガンのリスクを高めるという研究報告もあります。

予防としては、3～5章の腸を健康にして腸管免疫力を高めるケアが効果的です。一般的に、ガンは十年以上の長い年月をかけて進行するといわれています。もし、体内にガン細胞が発生したとしても、腸に存在するリンパ球がそれを攻撃して無害化していれば、ガンを発症することはありません。このメカニズムは大腸ガンだけでなく、ほかの部位のガンにもあてはまります。腸管免疫力を高めることは、腸の病気だけでなく、全身の大病の予防にも有効なのです。

ストレス・うつ症状にも腸の不調が関係!?

以前、オリゴ糖のメーカーと一緒に「日本人の腸とストレス」についてのアンケートを行ったことがあります。その結果は驚くべきものでした。

全国のさまざまな年代の男女600人を対象にしましたが、「日常生活でストレスを感じる」と回答した人が約90%にのぼり、ストレスを強く感じるときに出る症状として「胃腸等の痛み」を挙げた人が約34%もいたのです。

ストレスがあると、腸に何らかの症状が出やすくなるのは、腸内環境の悪化の原因や過敏性腸症候群の項目でもお話ししたとおりです（62・63ページ参照）。

さらに、臨床で多くの患者さんに接していると、腸の不調が心に及び、精神的な不調を生じているケースにも出合います。

慢性的な重い便秘や下剤の乱用による便秘などで来院する人のなかには、心療内科で抗うつ剤の処方を受けていたり、過食や拒食などの摂食障害が認められたりする場合があります。

精神的な不調の背景には、人間関係の悩み、職場や家庭での不和やトラブルなどもあるでしょう。しかし、腸の不調自体も、原因のひとつになっていると思うケースが少なからずあるのです。

それには、24・25ページで述べた腸と脳の相関関係が関わっています。脳（精神）の不調を腸は敏感に察知して反応しますが、同じように、腸の不調に対しても脳が敏感になり、それが精神的な不調を引き起こしてしまいます。最初はストレス状態から始まり、腸の症状が重くなるにつれ、うつ症状、さらにうつ病へと移行する場合もあるのです。

重い便秘とうつ症状の両方をかかえている患者さんの治療は、半年や1年続くこともめずらしくありません。患者さん、医師ともに根気のいるケアですが、腸が健康になるにつれ、患者さんの顔に笑顔が戻り、楽しく会話ができるようになった例もたくさんあります。

腸が健康であることは、脳や心の健康のためにも、とても大切なのです。

アレルギー性疾患や肌の不調などにも影響が！

近年、日本では、腸の病気やうつ症状・うつ病の人が増えるのと同じように、花粉症や食物アレルギーなどのアレルギー性疾患が増えています。

アレルギー性疾患は、体外から侵入する異物に対して、体の免疫機能が過剰な反応を起こす免疫系の病気です。

花粉や卵・牛乳などの食物は、本来、毒性がなかったり弱かったりするものですが、体内に入ったこれらの物質や成分に免疫細胞が必要以上に反応して攻撃をしかけると、そのときに発生する化学伝達物質が神経や血管を刺激して、目のかゆみや充血、鼻水、じんましん、かゆみなどの症状が起こるのです。

腸とアレルギー性疾患との関係については、まだ明らかになっていない部分も多いのですが、腸内に存在するTレグ細胞（制御性T細胞）に、過剰に活性化している免疫反応をなだめる働きがあることがわかっています。

Tレグ細胞は免疫細胞の一つで、腸内細菌のクロストリジウム菌に誘導され、腸で作られます。

つまり、腸内環境をよくしてTレグ細胞の働きを十分に引き出すことができれば、免疫細胞の暴走によるアレルギー性疾患の予防になるともいえるのです。さらに、アレルギー性疾患と同じく、免疫が過剰に活性化したために起こる潰瘍性大腸炎やクローン病への応用も期待されます。

もう一つ、腸内環境の悪化は、全身の不調や美容面にも影響します。便秘や下痢などの排便異常が続くと、老廃物がたまり、その一部が腸壁から吸収されて血流にのり、全身の血液循環に入るといわれています。結果的に肌あれ、ニキビ、シミ、くすみなどの肌トラブルが起きやすくなります。

さらに、腸の働きが悪いと、老廃物の体外への排出機能がにぶり、全身の代謝も低下します。すると、血行やリンパの流れが悪くなるので、冷えやむくみ、頭痛や肩こり、疲れなど全身の不調にもつながってしまうのです。

腸管免疫力をきたえて全身を守り健康・長寿に

今まで述べてきたことで、腸の状態が全身の健康に深く関わり、ガンなどの大病の発症にも関与していることがご理解いただけたでしょう。

細菌やウイルスなどの病原菌が体内に入り、腸（小腸）に達すると、それらを無害化しようと最初に働き始めるのは、そこにある免疫機能です。また、体内で発生したガン細胞をやっつけるのは、ナチュラルキラー細胞などの強力な免疫細胞ですが、その60％が腸に集中しています。

つまり、体外から侵入する病原菌と、体内で発生する病気の元凶の両方に作用し、無害化するように働くのは腸管免疫系なのです。

腸管免疫力が高ければ、全身のバリア機能がしっかり働き、病原菌やガン細胞などの攻撃から体を守ってくれ、長年にわたって健康をキープできるのです。つまり、健康長寿の鍵は、腸管免疫力が握っているといってよいのです。

腸管免疫力を高めるポイント

●生活習慣のコツで免疫力がアップ

腸を健康にする生活習慣を身につけると、腸管免疫系もどんどん高まります。

なかでも一番のポイントは、食生活です。小腸の免疫系をダイレクトに活性化する成分グルタミンをはじめ、腸を健康にする食品を十分にとると、腸の健康度と免疫力がアップします。さらに、腸を元気にする体内リズムやライフスタイルに気を配れば、効果がますます高まります。

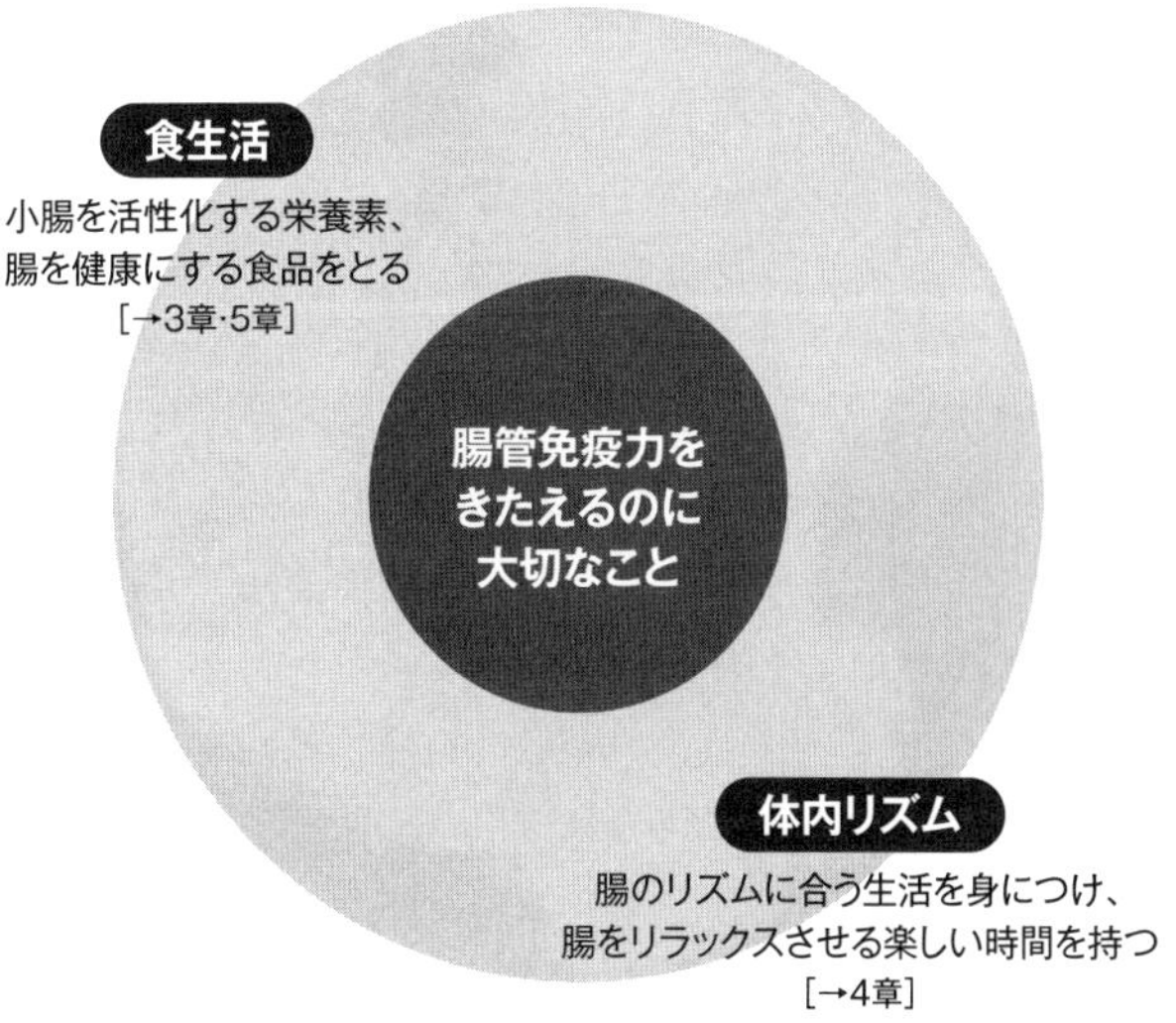

食生活
小腸を活性化する栄養素、
腸を健康にする食品をとる
[→3章·5章]
腸管免疫力を
きたえるのに
大切なこと
体内リズム
腸のリズムに合う生活を身につけ、
腸をリラックスさせる楽しい時間を持つ
[→4章]

あなたの腸力をチェック

腸の健康度は、排便と生活習慣によって、だいたいの目安を判断できます。あなたの腸の状態をチェックしてみましょう。

◎排便力チェック

あてはまる項目にチェックをつけましょう。

[排便回数]

①□　１日４回以上
②□　１日３回（毎食後ごと）
③□　１日１～２回
④□　２日１回
⑤□　２～３日に１回
⑥□　１週間に１～２回
⑦□　１週間に１回あるかないか

[便の形状(ブリストル便形状尺度による)]

①□　排便困難をともなう、うさぎのフンのような便
②□　かたい便が集合したソーセージ状の便
③□　表面にひび割れがあるソーセージ状の便
④□　表面がなめらかで、やわらかいソーセージ状またはヘビ状の便
⑤□　やわらかく、小さな塊が連なったような排便が容易な便
⑥□　ふわふわとした泥状の便
⑦□　固形物を含まない水のような便

◉生活習慣チェック
あてはまる項目にチェックをつけましょう（1つ1点）。

- □ 朝食を抜くことが多い
- □ 基本的に少食のほうだ
- □ 魚より、肉を好んで食べる
- □ 野菜やきのこ、海藻はあまり食べない
- □ 食後、お腹の下部分がぽっこり出る
- □ 水分をあまりとらない
- □ 午後9時以降に夕食をとることが多い
- □ ダイエット中である（または、最近ダイエットをした）
- □ 外食が多い
- □ 便秘気味のときに下剤を使うことがある
- □ あまり運動はしない
- □ メタボリックシンドロームと診断された
- □ 昼間寝て夜中に起きているなど、不規則な生活を送っている
- □ ストレスがたまっているのを感じる
- □ 睡眠時間は1日6時間未満が多い

⬇

生活習慣チェック
チェックをつけた項目を
1つ1点として計算します。　　　　点

⬅チェック判定は次のページにあります。

「腸力チェック」判定の目安

● 排便力

[排便回数]	[便の形状]
①　：下痢傾向	①・②：便秘傾向
②～⑤：正常	③～⑤：正常
⑥・⑦：便秘傾向	⑥・⑦：下痢傾向

◎正常以外の項目が１つでもあり、それが持続している場合は、何らかの腸の病気が排便異常を引き起こしている可能性があります。消化器科を受診し、検査を受けることをおすすめします。病気などがなければ、３～５章の腸ケアを実行しましょう。排便異常がしだいに改善され、腸管免疫力もついてきます。

● 生活習慣

２点以下：腸が健康な状態。
３～７点：腸の働きがにぶっている。
８～11点：腸内環境が悪化しかけている。
12点以上：腸内環境の悪化が進んでいる。

◎12点以上の人は、排便力チェックで、正常でない項目があったケースが多いでしょう。腸に危険信号が点滅している状態なので、早めに消化器科を受診し、病気の有無を検査することをおすすめします。また、３～５章を参考に、腸ケアも実行しましょう。８～11点の人も、早めに腸ケアに取り組むことが必要です。３～７点の人も、ケアを始めて、健康な腸を取り戻しましょう。

3章

今日から始める、腸管免疫力を高める食習慣

毎日の食事で腸管免疫力が高まる！

長年、大腸内視鏡検査などでたくさんの患者さんの腸を診てきた経験から言うと、進行したガンなど腸の重い病気を除いて、腸の健康は食生活とライフスタイルの見直しで取り戻すことができ、それをさらに高められるのです。

たとえば、重い便秘の患者さんが腸にいい食生活を続けると、便秘が治ってくるのはもちろん、腸内がきれいになり、腸の動きも活発化します。この状態をキープできれば、全身の健康を守る腸管免疫力もだんだん高まってきます。

では、どのような栄養素が腸の健康と免疫力アップに有効なのでしょうか？

まずおすすめしたいのが、これまでにも何度かお話しした「グルタミン（アミノ酸の一種）」です。

グルタミンは、免疫機能をになうリンパ球の栄養分となる注目の成分です。名前が似ていることから、だし汁や調味料に含まれる「グルタミン酸」と同じものだと勘違

グルタミンの免疫担当細胞への効果

リンパ球	①末梢血T細胞の幼若化反応の増強 ②インターフェロンα、TNFα、インターロイキン2などの免疫関連物質の産生と増強 ③キラー細胞の活性化と増強
マクロファージ	①貪食《どんしょく》能力の増強 ②インターロイキン1の産生と増強 ③CD64（FcgR1）抗体の発現維持
好中球	①殺菌能力の増強 ②貪食能力の増強 ③反応性酸素種（ROS）の産生を増強

※グルタミンには、リンパ球、マクロファージ、好中球（顆粒球の一種）を増強する作用があります。

いされやすいのですが、アミノ酸としての特徴は異なります。

グルタミンについては、次のページから詳しく紹介していきます。また、レシピを5章で紹介しているので、毎日の食生活で活用してください。

ほかの栄養素としては、食物繊維、オリゴ糖、オレイン酸、植物性乳酸菌などがおすすめです（92・93ページ参照）。ただし、腸にいいからと言って、ひとつの栄養素や食品を一時的にたくさんとっても、効果は出ません。自分の好みに合う食品を複数組み合わせて、毎日の食事でとるように習慣づけるのが、最も効果的なケアになります。

免疫機能を支える最強成分〝グルタミン〟

腸管免疫力を高めるために、いちばん意識してとりたいのは、前のページで述べた成分「グルタミン」です。

グルタミンは、たんぱく質を構成するアミノ酸の一種で、私たちの身近にある食品では、生魚、生肉、生卵、発芽大麦などに豊富に含まれています。

この成分は、かつては「体内で合成できる非必須アミノ酸」つまり、体内にあるものの合成で必要量をまかなえ、食事からの摂取が必ずしも必要ではないアミノ酸と考えられていました。しかし、最近、「ある種の条件下では必須となるアミノ酸」であることが解明されてきています。

どういうことかと言うと、健康な状態であれば、体の中にあるほかのアミノ酸や筋肉などのたんぱく質を使って、人は必要な量のグルタミンを合成できます。私たちの体の中では、毎日、この合成が行われているのです。

しかし、風邪やインフルエンザなどによる発熱、無理なダイエットなどによる栄養不足、ガンなどの重い病気、外傷、手術後など、体がストレスを受けた状態、さらには過度の運動後（マラソンランナーなど）では、体内で必要な量を合成できなくなります。

さらに、このような状態では、体が筋肉を崩壊させてグルタミンを作ろうとするので、健康維持のために大切な筋肉までもが崩壊するリスクが生じます。そのため、「ある種の条件下では必須となるアミノ酸」とされるのです。

リンパ球が集まる小腸の最大のエネルギー源

グルタミンの重要性が発見され、その働きが解明されてくるまでには、学者によるさまざまな調査研究がありました（83ページ参照）。現在までに明らかになっているグルタミンの働きをまとめると、次の5つが挙げられます。

①小腸粘膜細胞の最大のエネルギー源になる

②大腸粘膜上皮細胞で2番目に重要なエネルギー源になる（1番目は酪酸《らくさん》＝食物繊維が分解されてできる成分）
③リンパ球などの免疫細胞の発育と増殖を促して、免疫力を高める
④抗うつ作用がある
⑤傷口が治るのを促進する作用がある

なかでも注目すべきは、①、②、③の作用です。

これまでにも繰り返し述べたように、小腸には免疫をになう全身のリンパ球の60％以上が集中しています。その人体最大の免疫器官である腸を動かす栄養分となり、さらにリンパ球そのものの栄養分にもなるのが、グルタミンです。

そのため、体内のグルタミンが不足すると、免疫力も低下してしまいます。逆に、グルタミンを意識してとっていると、病原菌の侵入などの異常事態が起こったときにも免疫機能が活発に働き、病気になりにくいのです。

グルタミンの重要性の発見

●腸管免疫力とグルタミンの関係の解明

1950年代

アメカ国立衛生研究所（NIH）のヘンリー・イーグル博士が、免疫細胞を培養する際に、グルタミンが不可欠であることを発見。当時は、体の細胞の主要エネルギー源はグルコースだと考えられていたが、博士はそれだけでは不十分なことに気づき、さまざまな成分を調査。**グルタミンを加えた環境でのみ、免疫細胞が発育**することを確認した。

▼

1970年代

同じくNIHの研究チームが、**小腸の栄養分**がグルコースでなく、**グルタミン**であることを指摘。1978年には、薬理学者ウインドミューラー博士が、グルタミンが小腸吸収細胞の主要なエネルギーであることを報告。

▼

1980年代

薬理学者ウインドミューラー博士が、病気によるストレスが加わると、体の筋肉を崩壊させて多量のグルタミンが作られることを報告（1982年）。

同様の研究報告がアメリカのハーバード大学の研究チームによってもなされる（1984年）。

イギリスのオックスフォード大学エリック・ニュースホルム博士が、体内のグルタミンの量が減ると、リンパ球や貪食細胞などの免疫をになう細胞の機能が低下し、逆に、**グルタミンの量が増えると、免疫機能が高まる**ことを発見（1985年）。

▼

1990年代

アメリカのイリノイ大学のジョン・アルバーディィ博士が、動物実験により、**グルタミン**の投与によって**リンパ節の細菌がかなり減少し、IgA抗体が増加**することを報告。

グルタミンが腸を元気にして免疫力を高める

グルタミンの働きを詳しく説明しましょう。

まず、「①小腸粘膜細胞の最大のエネルギー源になる」についてです。

「エネルギー源」と聞くと、ブドウ糖を連想する人も多いでしょう。たしかに、糖質(炭水化物)が分解された最小単位であるブドウ糖は、人の体のおもなエネルギー源です。しかし、ブドウ糖は、腸管のエネルギー源としてはあまり利用されない、と考えられています。小腸のエネルギー源の割合でいうとブドウ糖は約5～7％にすぎません。

ブドウ糖に代わり、腸管、とくに小腸の最大のエネルギー源になるのが、グルタミンです。その割合は全エネルギー源の約50～60％を占めています。

食事から摂取したグルタミンは、小腸で吸収され、免疫機能が集中する小腸粘膜細胞でエネルギー源として使われます。グルタミンが全身の血液循環に入ることはほとんどなく、腸以外の組織では利用されないのです。

たとえば、私たちが食事をとらずに長期間絶食すると、小腸の粘膜上皮が萎縮し、絨毛《じゅうもう》の高さが短くなります。

それにつれて腸関連リンパ組織（GALT）のバリア機能が衰え、全身の免疫力も低下してきます。

これは、絶食によって、小腸粘膜細胞のエネルギー源となるグルタミンの供給が断たれた結果なのです。この状態が続くと、腸管にある病原菌や毒素が血液中に移行しやすくなり（＝バクテリア・トランスロケーション）、全身の血液循環に病原菌などが入って、病気につながります。

また、このメカニズムでグルタミンとともに働くのが、名前がよく似ている「グルタミン酸」です。グルタミン酸は、小腸の酵素などによってグルタミンからも分解されますが、食品としては、昆布、かつお節、干ししいたけなどに含まれ、和食の「旨味」を作る成分です。グルタミンと一緒にグルタミン酸も意識してとると、腸管の働きがますます高まります。

大腸のエネルギー源としても活躍する

グルタミンの特徴として挙げた、「②大腸粘膜細胞で2番目に重要なエネルギー源になる」というのも、重要な働きです。

大腸の最大のエネルギー源は、食物繊維が分解されてできる酪酸ですが、その次がグルタミンです。酪酸やグルタミンは、小腸粘膜細胞と同じように、大腸の粘膜上皮が円滑に働くエネルギー源となり、そのバリア機能を増強します。

つまり、グルタミンは小腸で1番目、大腸で2番目のエネルギー源となり、腸全体で見ると、「腸管最大のエネルギー源」といえるのです。

免疫細胞の活性化にも働きかける

さらに、「③リンパ球などの免疫細胞の発育と増殖を促して、免疫力を高める」という働きも、大きなポイントです。グルタミンは小腸粘膜細胞だけでなく、小腸に集中する免疫細胞の栄養分にもなります。つまり、体外から侵入した病原菌など病気の元凶を攻撃して無害化するリンパ球やマクロファージなどが発育・増殖するための栄養になるのです。また、病原菌（＝抗原）を攻撃するＩｇＡ抗体の量を保つ効果があることもわかっています。

マラソンのランナーが、競技終了後に風邪を引きやすいという報告がありますが、これは過度の運動によって、体内で必要な量のグルタミンを合成できなくなったことによる免疫力の低下が関わっていると考えられます。これを防ぐために、競技後にグルタミンのサプリメントをとる場合もあるようです。

グルタミンのこのような働きを最初に発見したのは、83ページで紹介したオックスフォード大学のエリック・ニュースホルム博士です。博士は、リンパ球とマクロファージの働きがグルタミン濃度が異なる環境でどう違うかを研究し、グルタミン濃度が低い環境では、リンパ球が正常に分裂しないことと、マクロファージの働きが低下することをつきとめました。逆に、グルタミン濃度を高めると、リンパ球が活発に細胞分裂を始めて増殖し始め、マクロファージの働きも活発化しました。

グルタミンは、免疫細胞そのものの数と働きにも関わっているのです。

グルタミン＋食物繊維＋オリゴ糖の「GFO療法」とは？

少し、話が専門的になりますが、グルタミンに関する近年の研究成果として、「GFO療法」を紹介しておきましょう。

GFO療法とは、「グルタミン（Glutamine）・食物繊維（Fiber）・オリゴ糖（Oligosaccharide）療法」の略で、藤田保健衛生大学医学部の東口高志教授らが開発した方法です。

この療法の注目すべき効果は次の三点です。

①腸管繊毛上皮の萎縮抑制、増殖促進作用、およびそれに伴う免疫機能の促進を認める

②消化機能を正常化することで便秘に有効

③腸内細菌を正常化してMRSA腸炎や偽膜性大腸炎などにも有効である

その研究内容を紹介しましょう。

東口教授らはグルタミン9g、食物繊維(ポリデキストロース)15g、オリゴ糖7・5gを3分割して、1回に30〜45mlの水に溶解して、1週間以上の絶食を要した患者に投与して検討しています。その結果、MRSA感染の発症率は、GFOを投与した群で約3分の1以下となっていたのです。

また、腸管粘膜の萎縮を見る目的で、代謝酵素のひとつであるDAO(ジアミンオキシダーゼ)活性を測定すると、GFOを投与した群では、ほとんど正常で変化しませんでしたが、投与しないと小腸粘膜が萎縮している可能性が指摘されました。

また、1週間以上の絶食が予測される症例を2群に分けてGFO投与群、GFO非投与群に分類して末梢血中リンパ球数を計測しています。

その結果、GFO投与群31例ではGFO非投与群38例に対して有意にリンパ球数が増加していることを証明しています。つまり、GFOを摂取した方が免疫能が増加しているのです。腸によいとされる三つの成分を含んだGFO療法の今後に注目です。

グルタミンはどのように摂取する？

これまで、グルタミンの重要性を述べてきました。

では、通常の毎日の食事で摂取できるグルタミン量はどれくらいなのでしょう？

それは、1日にたった5gほどにすぎないと考えられています。

体に感染症や手術などの負担がかかり、食事をとれないときなどは、1日に20～30gほどの補充が必要だとされます。体が健康なときは、体内のアミノ酸からグルタミンが合成されるため、このように差がでるのでしょう。

しかし、5gと20～30gの数値の差は、絶食後にすぐにグルタミンが足りなくなることを示しています。

よって、毎日の食事で意識的にグルタミンをとり、体内にあるグルタミンの量（＝血液中のグルタミン濃度）を維持することが、腸管の免疫機能を高め、それをキープするために大切なのです。

グルタミンを多く含む食品

●たんぱく質リッチな食品をとろう

グルタミンを多く含む食品は、生魚、生肉、生卵、発芽大麦などの、たんぱく質を多く含む食品群です。1日に何gとったらよいかは、まだ明らかになっていませんが、毎日の食事で、以下のような良質のたんぱく質を含む食品（=たんぱく質リッチな食品）を意識してとると、グルタミンも自然に補給できます。

ただし、グルタミンは40℃以上の熱を加えると、成分が変性するため、生または生に近い状態でとりましょう。レシピは5章を参照してください。

生魚　刺し身、たたき、漬け丼、カルパッチョなどでとるとよい。とくに、マグロに多い。

生肉　表面に火を通し、中をレアに仕上げた料理法がよい。たたき、イタリア料理のタリアータなど。

生卵　卵かけごはんにする際は、ごはんを冷ましてからがよい。マグロと合わせて、マグロのユッケ風にすると、グルタミンたっぷりの一皿に。

まだまだある！　腸を元気にする栄養素

腸管免疫力を高めるために、グルタミンがいかに大切かがご理解いただけたかと思います。しかし、いくら効果的と言っても、同じ栄養素や食品をとっているだけでは、腸のトータルなケアにはなりません。

腸の働きをよくして排便を促したり、腸内の善玉菌を増やしたりする栄養素を、グルタミンに組み合わせてとることが大事です。そうすることで、腸管の動きが活発になります。便秘や下痢で困ることがなく、風邪からガンまでのさまざまな病気になりにくい、強い免疫力を持った体が作れるのです。

グルタミンに加えてとりたい栄養素は、オレイン酸、植物性乳酸菌、食物繊維、マグネシウム、オリゴ糖、ビタミンCなど。また、ペパーミントなどのハーブやスパイス、水も、腸管の動きをよくしてくれます。すでに紹介したように、ＧＦＯ療法は、このうち、グルタミン、食物繊維（水溶性食物繊維）、オリゴ糖を組み合わせています。

腸を元気にする栄養素・食品

●組み合わせてとろう

難しそうな名前の成分名もありますが、私たちが普段、何気なく食べている身近な食品にも含まれています。

オレイン酸
腸を刺激し、排便促進。
抗酸化作用も強い。
[→P.94~97]

オリゴ糖
ビフィズス菌を増やし、
腸内環境を改善する。
[→P.108·109]

植物性乳酸菌
腸内の善玉菌を増やし、
腸内環境をととのえる。
[→P.98~101]

ビタミンC
腸の蠕動運動を活発化。
抗酸化作用も強い。
[→P.110·111]

食物繊維
便の量を増やし、便秘解消。
デトックス効果も高い。
[→P.102~105]

ハーブ&スパイス
腸の緊張をやわらげたり、
代謝をサポートする。
[→P.112·113]

マグネシウム
便をやわらかくし、
腸管の動きを活発化。
[→P.106·107]

水
腸の動きを促す。
便をやわらかくする働きもある。
[→P.114·115]

オレイン酸が排便力をつけ、腸を元気に

「脂肪は体に悪い」と思っていませんか？　脂肪をとり過ぎると、肥満やメタボリックシンドローム、高コレステロールや糖尿病などの生活習慣病につながるので、そういうイメージが生まれやすいのでしょう。しかし、脂肪にはさまざまな種類があり、体に悪いものもあれば、よいものもあります。

脂肪（脂質）は、飽和脂肪酸、一価不飽和脂肪酸、多価不飽和脂肪酸、トランス脂肪酸に大きく分かれます。このうち、飽和脂肪酸（牛や豚の脂肪、バターなどに多い）とトランス脂肪酸（マーガリンに含まれる）は、とり過ぎると、血液中の悪玉のＬＤＬコレステロールを増やし、血管の老化を進めます。一方、一価不飽和脂肪酸に属するオレイン酸は、ＬＤＬコレステロールを減らし、善玉のＨＤＬコレステロールを増やします。

さらに、腸を健康にする効果もあります。オレイン酸は、オリーブオイルやナッツ

類に多く含まれています。
そのため、脂肪をとるのは悪いことではなく、体によい働きをする種類のものを選び、それを上手に摂取することが大切なのです。

オレイン酸が大腸に届き、排便を促す刺激を与える

私がオレイン酸に注目するようになったのは、この脂肪酸を含むオリーブオイルを多くとる地中海地域で大腸ガンや心臓病の発症が少ない、という報告を知ってからです。さらに、乳ガン、潰瘍性大腸炎やクローン病などの腸の病気の発症率も低いのです。

オリーブオイルを多用する「地中海型食生活」が、腸の病気や心臓病の抑制に働くことは、1960年代にアメリカの生理学者アンセル・キーズ博士が行った研究が発端でした（キーズ博士は、自ら命名した地中海型食生活を続けて100歳まで長生きしました）。その後、地中海地域の食生活と病気の発症の関係は、20世紀末にスペインのマヨルカ島で行われた疫学調査で調査研究が行われ、オリーブオイルやアブラナ

科の野菜（キャベツ、ブロッコリー、カリフラワーなど）が病気の予防に関わっている可能性も示されました。最近では、エキストラバージン・オリーブオイル（オリーブの実だけを原料とし、特に酸度の低い高品質のもの）には、23種類ものポリフェノールが存在することが判明しています

オリーブオイル中のオレイン酸の割合は、76・5％にものぼります。すでに述べたように、血液中のコレステロールを調整する効果が知られていますが、オレイン酸は腸でも活躍します。そのひとつは、便秘解消効果です。

オリーブオイルを一度に多めにとると（大さじ1杯くらい）、小腸では吸収されにくくなり、大腸までオレイン酸の成分が届き、腸を刺激します。すると、蠕動運動が促され、排便がスムーズになるのです。

エキストラバージン・オリーブオイルがおすすめ

オリーブオイルには、オレイン酸以外にも体によい成分が含まれていて、それらの成分との相乗効果も期待できます。おもなものは、ビタミンEやポリフェノールなど

による抗酸化作用で、体内で発生して害を与える活性酸素を攻撃して無害化し、老化を遅らせたり、さまざまな病気を予防したりします。「若返りのビタミン」と呼ばれるビタミンEには、美肌効果もあります。

このように、オリーブオイルの効能は多種多彩です。ダイエットのために脂肪を制限した食事をとる人もいますが、それはむしろ逆効果で、体にいい脂肪酸を適量とるほうがいいのです。排便が促されて腹部膨満感が解消され、腸の老廃物を出すことで代謝もアップし、さらに、病気予防の効果も高まります。

なお、オリーブオイルの品質はさまざまです。オレイン酸と抗酸化成分のより高い効果を得るためには、精製されていないエキストラバージン・タイプがおすすめです。ただし、脂肪は1g＝9㎉とカロリーが高いため、とり過ぎると肥満につながるので注意してください。

パンにバターを塗っていたのをオリーブオイルをつけて食べたり、サラダに市販のドレッシングやマヨネーズをかけていたのをオリーブオイルに替えるなど、〝置き換え使用〟がいいでしょう。

植物性乳酸菌は生きたまま腸まで届き、免疫力を高める

「乳酸菌」と聞くと、ヨーグルトやチーズを思い浮かべる人が多いようですが、乳酸菌を使った発酵食品の種類は実にさまざまです。

そもそも乳酸菌とは何かというと、ブドウ糖などの糖類を分解して乳酸を作り出す菌、つまり微生物の総称です。口から摂取する微生物と腸内環境の関係については、20世紀末から重要性が指摘され始め、「プロバイオティクス」という言葉で語られています。

プロバイオティクスの意味を説明すると、「口からとった微生物が腸内環境をよくし、健康に有益な効果をもたらす微生物、またはその微生物を含む食品」となります。乳酸菌はこのプロバイオティクスの代表選手なのです。

生きて腸に届くのは植物性乳酸菌

腸に達した乳酸菌は、乳酸を放出して腸内を弱酸性に保つように働きます。腸にいる悪玉菌は弱アルカリ性の環境を好む特徴があるため、腸内環境のバランスが調整され、悪玉菌が減り、善玉菌が増えます。さらに、乳酸菌は小腸のパイエル板に存在するナチュラルキラー細胞などのリンパ球を活性化し、免疫機能をぐんぐん高めます。

また、乳酸菌をとって腸内環境がよくなり、便秘や腹部膨満感などが解消すると、精神的にもよい影響があることが報告されています。

ところで、乳酸菌は、大きく二つに分かれるのをご存知でしょうか。動物の乳などに生育する「動物性乳酸菌」と、植物に含まれる糖を栄養として増える「植物性乳酸菌」です。この両者の違いを知っておく必要があります。

ヨーグルトやチーズは動物性乳酸菌に属しますが、動物由来の乳酸菌は胃液や腸液に弱く、口から摂取してもほとんどが胃や腸で死滅します。一方、植物性乳酸菌は、酸度が高い胃液や腸液の中を生き抜き、腸の奥にまで達します。植物由来の乳酸菌は、酸度や塩分が高かったり、温度変化が激しい環境下でも増え続ける強さがあり、そのため人の体の中でも生きて腸に届くのです。

日本の伝統食品から1日1回は植物性乳酸菌をとろう

ヨーグルトやチーズなど、動物性乳酸菌を含むものが欧米の伝統食品であるのに対して、植物性乳酸菌は、日本人が長年食べてきた日常の食品に多く含まれています。代表的なものは、野菜の漬け物、味噌、しょうゆなどです。

なかでも、野菜を発酵させて作る漬け物は、植物性乳酸菌と食物繊維を一緒にとれ、しかも低カロリー・低脂肪なので、腸の健康にいいだけでなく、ダイエットや生活習慣病の予防・改善にも役立ちます。

日本人の食が欧米化するにつれて、便秘や腸の病気が増えてきたことは2章でも述べましたが、野菜の漬け物や味噌などの日本の伝統食品は、食の欧米化によって食卓にのぼる機会が減ってきたものです。また、高血圧の予防・改善のために減塩の重要性が指摘され、塩分を多めに含むということで、漬け物や味噌などが敬遠されるようになった経緯もあります。

たしかに、塩分のとり過ぎには注意が必要ですが、だからといって、植物性乳酸菌が豊富な食品をとらない手はありません。漬け物や味噌などは、昔から私たち日本人の体を作り、支えてきた食べ物のひとつなのです。最近は、減塩の漬け物、味噌、しょうゆなどが市販されています。それらを利用しながら、1日1回は小皿に少々の漬け物を食べて、味噌汁なども味わうようにするといいでしょう。

なお、私は、植物性乳酸菌が本当に有効であるかどうかを検証するため、2007年に、私のクリニックの便秘外来に通院する慢性便秘症の38名の患者さんを対象に、植物性乳酸菌の代表であるラブレ菌を含有した飲料を毎日30日間摂取していただき、その結果、症状の改善を認めました。

私のクリニックにおける検証でも、古代から日本人の食生活に取り入れられてきた漬け物や味噌に含まれる植物性乳酸菌が腸内環境を改善することが明らかになったのです。

植物性乳酸菌を多く含む食品

- 漬け物（にんじんや大根など　野菜の糠漬け、野沢菜、高菜、　たくあん、すぐき）
- 味噌
- しょうゆ
- 日本酒
- 甘酒
- キムチ
- ザワークラウト

食物繊維が腸を掃除して病気を予防

食物繊維は、便秘や生活習慣病の予防・改善のために摂取をすすめられる栄養素の代表格です。

しかし、この成分は、人の小腸内では消化・吸収されにくいため、かつては「栄養がない食べ物のカス」と考えられていました。その重要性が明らかになったのは、20世紀後半のことです。

ヨーロッパの国々など食物繊維の摂取量が減っていた地域では便秘や大腸ガンが増えていく一方、食物繊維をたっぷりとっているアフリカの国々では、腸の病気になる人の数がとても少なかったのです。そこから、食物繊維に関する研究が進み、ただの「カス」ではない、健康に役立つメカニズムが解明されました。左ページの4つの特徴が、そのおもな働きです。腸内環境をよくするのに加え、腸の病気の予防や生活習慣病の改善にも効果を期待できます。

食物繊維の４つの働き

◎保水性

水溶性食物繊維は、水を含んで便をやわらかくし、便のかさを増して排便を促す。

便秘が解消できるうえ、腸に老廃物や有害物質がたまりにくくなり、腸の病気の予防につながる。

◎粘性

水溶性食物繊維のうち、ペクチンやグルコマンナンは、水に溶けるとゲル状になり、消化管内をゆっくり移動するため、血糖値やLDLコレステロールの上昇を抑える。

◎吸着性

体の中に入った食物内の有害物質を吸着して、便といっしょに排泄するよう働く（＝デトックス効果）。また、体内の余分なコレステロールや胆汁《たんじゅう》酸《さん》の排泄も促し、悪玉のLDLコレステロールを減らす。

◎発酵性

大腸の善玉菌によって分解され、有機酸や短鎖《たんさ》脂肪酸に変わり、大腸内を酸性に保つ。

弱アルカリ性の環境を好む悪玉菌が減り、腸内環境がよくなる。また、食物繊維が分解されてできる酪酸は大腸のエネルギー源となる。さらにこの酪酸は、アレルギーの原因になる過剰な免疫反応にブレーキをかけるTレグ細胞の産生を促す。

＊ただし、食物繊維の摂取だけでは、大腸の病気を予防できない可能性も指摘されています。本書ですすめている各食品をバランスよくとるのが、腸の病気を予防するのに一番効果的です。

不溶性と水溶性を2対1くらいの割合で食べよう

食物繊維には「不溶性」と「水溶性」があり、文字どおり、不溶性は水に溶けにくく、水溶性は水に溶けやすいのが特徴です。

「毎日、食物繊維をたっぷり食べているのに、便秘気味でお腹も張る」という人がいます。どのような食品から食物繊維をとっているかを聞くと、不溶性食物繊維だけを積極的に食べているケースが多く見受けられます。

食物繊維を含む食品としてまず思い浮かぶのは、ごぼうやキャベツなどの野菜やさつまいもなどでしょうが、これらの食品に多く含まれるのは不溶性の成分です。不溶性食物繊維は、便のかさを増やすように働きますが、とり過ぎると水分が足りなくなって便がかたくなり、便秘や腹部膨満感などを招きます。

水溶性食物繊維は海藻や果物などに多く含まれ、腸管内の水を吸って便をやわらかくするように働きます。スムーズな排便のためには、便のかさが増えることと、やわらかくなることの両方が大切です。そのため、食物繊維は、不溶性と水溶性をバラン

食物繊維を多く含む食品

不溶性	水溶性
●野菜（根菜、アブラナ科の野菜など歯ごたえがあるもの）	●海藻（昆布、わかめなど）
●豆類	●果物(みかん、桃、キウイフルーツなど)
●玄米など精製していない穀類	●納豆　など
●いも類　●きのこ	
●おから　●納豆　など	

＊納豆は、不溶性・水溶性の両方を多く含む。

スよく食べることが必要なのです。

では、どのようなバランスがよいかと言うと、不溶性2に対して水溶性1くらいが理想的です。しかし、摂取量を細かく計算していては、実行が難しいので、上図にある食品を不溶性ばかりに偏らずに食べ、水溶性を意識して多くとるといいでしょう。どちらかと言うと、不足しがちなのは水溶性のほうです。

食物繊維のトータルな摂取量としては、成人では1日20gくらいを目標にしましょう。現在の日本人の食物繊維の実際の摂取量は、成人で平均14gほど。食物繊維は、食品からとる限り、過剰摂取の心配はないとされます。食べる量を今より増やすことで、腸が健康になってきます。

マグネシウムが頑固な便秘をすっきり解消

便秘薬のひとつに「マグネシウム製剤」があるのをご存知でしょうか？ミネラルの一種であるマグネシウムは、カルシウムと並んで骨を作る成分として知られますが、大腸でも便をやわらかくするなどの大切な働きをしています。

口から体内に入ったマグネシウムは、約25～60％が小腸までで吸収されます。そこで残ったものが大腸に達すると、便のもとになる食べ物のカスをやわらかくするように働きます。便が水分を含むことで排便がスムーズになり、便秘によるお腹の張りなども解消できるのです。

また、マグネシウムには腸の粘膜を過剰な刺激から守ったり、神経の興奮を抑えることで腸のストレスを緩和する効果もあります。さらに体全体では、エネルギーの産生を助けたり、血圧を下げたり、筋肉の緊張をやわらげたりする働きがあり、私たちの体と健康を幅広くサポートしています。

マグネシウムは身近な食品に多く含まれていますが、どちらかと言うと日本の伝統的な食材に多いので、コンビニ食や市販の弁当の利用が頻繁だったりすると不足しがちです。左の図にある食品のうちどれかを1日に最低1回はとるようにして、マグネシウム不足を解消しましょう。

マグネシウムを多く含む食品

- 大豆製品（納豆、豆腐など）
- ナッツ類（アーモンド、カシューナッツなど）
- 海藻
- ごま
- 玄米
- さつまいも
- 緑の野菜（ほうれん草など）

食品からマグネシウムを積極的にとるようにしたことで、長年の便秘の悩みがなくなったり、便秘薬に頼らないでスムーズな排便習慣をつけられた人もいるのです。

なお、以前ブームになった「にがり」にもマグネシウムは多いですが、にがりやサプリメントでとろうとすると、過剰摂取のリスクもあるので注意してください。「体によいものは食品からとる」が、腸を健康にする基本です。

オリゴ糖が腸の善玉菌をぐんぐん増やす

「オリゴ糖」と聞いても、どんな栄養素なのかピンとこない人もいるでしょう。オリゴ糖の働きが明らかになり、日常の食卓に食品（甘味料）として登場してから、さほど年数が経っていないからです。

オリゴ糖は糖質の一種で、それ以上小さく分解されない単糖類が2～20個結びついてできています。糖質のなかには、ブドウ糖やショ糖のように小腸で早く吸収されてエネルギー源になる成分もありますが、オリゴ糖は人の消化酵素で消化・分解されることなく大腸に達します。大腸に達したオリゴ糖は、腸内の善玉菌であるビフィズス菌の栄養源となり、その数を増やします。

腸内のビフィズス菌が増えると、腸内環境がよくなり、便秘や下痢、腹部膨満感などが改善され、腸の病気の予防につながります。ちなみに、オリゴ糖は母乳に多く含まれ、それを飲んでいる赤ちゃんの腸内には善玉菌が増えるため、赤ちゃんの便は臭くないのです。
私のクリニックの「便秘外来」に通院している下剤を使用中の慢性便秘症の患者さん29名を対象に、乳糖果糖オリゴ糖が有用であるかを検証する調査を行いました。試験食品として乳糖果糖オリゴ糖6・2gを1日2回とっていただいたところ、乳糖果糖オリゴ糖を摂取した期間の下剤服用量や下剤服用回数は、明らかに減少しました。

乳糖果糖オリゴ糖を連日摂取していただいて、下剤服用量や下剤服用回数が明らかに減少したことは、乳糖果糖オリゴ糖による腸内環境を改善させる働きが有効に作用したものと考えられるのです。

多く含まれる食材は果物、ハチミツ、豆乳など。また、甘味料として市販されているものを利用してもいいでしょう。

砂糖の半分ほどのカロリーで、甘みは砂糖よりも強いのが特徴です。

オリゴ糖を多く含む食品

- 玉ねぎ
- にんにく
- バナナ
- りんご
- はちみつ
- 大豆製品（味噌、豆乳など）

ビタミンCが腸の蠕動運動を活発化

ビタミンCというと、コラーゲンの合成をになって肌の張りや骨を強くしたり、紫外線の害を軽減してシミやシワを防ぐ効果が知られています。まさに健康と美容に欠かせない栄養素ですが、腸でもなかなかの働き者です。

体に取り込まれたビタミンCは腸で分解される際にガスを発生させ、そのガスが大腸の蠕動運動を活発にして、排便のスイッチを入れます。

たとえば、朝起きてから、ビタミンCたっぷりの果物とコップ1杯の水、またはビタミンCが豊富な食品で作ったフレッシュジュース（レシピは5章参照）をとる習慣をつけると、腸がスムーズに動き始め、朝食後しばらくすると、自然に便意が起きるようになります。

ビタミンCがシミやシワを防ぐのは、紫外線などがもたらす活性酸素の害を除去するためです。この働きは腸の中でも発揮され、腸の病気を予防してくれます。さらに、ビタミンCは、ストレスをやわらげるホルモンの材料にもなるので、ストレスからくる腸の不調にも有効です。

ビタミンCは食品からとる限り、不要分が体から排出されるため、過剰摂取の心配はないと考えられています。とくに多いのは、赤・緑・オレンジ色の野菜や果物です。いろいろな食材の味を楽しみながらとるといいでしょう。

なお、ビタミンCは水溶性成分のため、水洗いや加熱調理で損失しやすいのが難点。調理は手早く行いましょう。また、脂溶性であるビタミンE（オリーブオイルやナッツ類に多い）といっしょにとると、吸収率や効果が増すことがわかっています。

不足気味のときはサプリメントで補うのもいいですが、とり過ぎると下痢につながるので、注意してください。

ビタミンCを多く含む食品

- ●赤い野菜（赤ピーマン、にんじんなど）
- ●緑の野菜（ほうれん草、ピーマンなど）
- ●アブラナ科の野菜（キャベツ、ブロッコリーなど）
- ●果物（キウイ、かんきつ類など）

ハーブ&スパイスが腸をリラックスさせる

ハーブは香草、スパイスは香辛料のことです。ハーブやスパイスは古代から薬用にされており、その歴史は約4500年前のエジプトにさかのぼると考えられています。紀元前5世紀には、「医学の父」といわれるヒポクラテスが、病気やケガの治療や精神を鎮《しず》めるためにハーブを使った記録が残っています。

ハーブやスパイスには、いろいろな種類があります。その多くに共通する特徴は、食欲増進、消化・吸収の促進、疲労回復、鎮痛、殺菌、防腐などです。

なかでも、消化機能を高めて腸を健康にするものとしては、ペパーミント(ハッカ)とショウガ(ジンジャー)に高い効果を期待できます。

ペパーミントは、ヨーロッパで古くから胃腸をケアするハーブテラピーに使われています。また、多くの漢方薬にも用いられ、肥満や便秘の解消のための製剤「防風通《ぼうふうつう》聖散《しょうさん》」にもペパーミントが含まれています。おもな効能は、健胃・整腸、リラックス

腸を健康にするハーブ＆スパイス

- ペパーミント
- ショウガ
- シナモン
- ターメリック
- クローブ
- バジル　　など

◎ペパーミント・ジンジャー・ティーの作り方（作りやすい量）

300mlのお湯にペパーミントのティーバッグを1つ入れ、抽出。ショウガのすりおろし小さじ1/3（またはチューブ入りショウガ0.5cm）を加えてかき混ぜ、レモンのしぼり汁とオリゴ糖各少々を加える。

効果などで、ペパーミントに含まれる成分メントールが腸に届くと、腸管の緊張をやわらげるように働き、正常な収縮運動を促します。すると、排便がスムーズになり、便秘にともなうお腹の張りなども解消します。

ショウガも漢方薬によく用いられ、体を温め、消化を促進する効果があります。

ペパーミントとショウガの相乗効果が得られるよう、私はペパーミント・ジンジャー・ティーを考案しました。とくに、便秘の人におすすめの飲み物です。

また、便秘でお腹に張りのある方には、ペパーミント・ティーにココアとオリゴ糖を加えて作るココア・ミント・ティーもおすすめです（184ページ参照）。この場合、100％カカオの純ココアを使用すると食物繊維を多くとれます。

水をたっぷりとる習慣で便秘にさよなら

「夏になると便秘がひどくなる」という経験はありませんか？

暑い日は発汗が多くなり、体から水分が奪われがちです。便に行く水分も減るため、便がかたくなる「硬便《こうべん》」になり、便秘を招きやすくなるのです。

このように、体の水分量と便のかたさ、便の出しやすさは密接に関係しています。朝、起床後にコップ1杯の水を飲む便秘解消法はよく知られていますが、この方法は腸の動きからも理にかなっています（136ページ参照）。からっぽの胃に水が入っていくと大腸が刺激され（胃・結腸反射）、さらには蠕動運動が促されて排便スイッチが入るのです。

水には、便の材料である腸内の食物繊維をやわらかくする働きもあります。便がやわらかくなると、排便がスムーズになり、便秘が解消できます。

腸が必要とする量の水を毎日とることも、腸を健康にするポイントなのです。

大腸を動かす上手な水のとり方

●毎日1～1.5リットルはとろう

1日に1リットルの水を飲むと、そのうちのどれくらいが大腸に届くのでしょうか?

なんと、わずか100ml以下です。飲んだ水の9割ほどは小腸で吸収されてしまうため、大腸に届いて便に含まれる水分はとても少ないのです。

そのため、毎日1～1.5リットルの水をとることをおすすめします。とくに、発汗が多い夏季や運動時などは、意識してとる量を増やしましょう。

水を飲む時間帯

朝の起床後、食事前、運動の前後、
入浴の前後、汗をかいたとき、就寝前など

水の種類

水道水を一度沸かして冷ました水、
ミネラルウォーターなど好みのものでOK。
腸を健康にする食品を
組み合わせて作る飲み物もおすすめ

腸内環境をよくする習慣・悪くする習慣

この章では、腸を健康にし、腸管免疫力を高める栄養素と食品についてお話ししてきました。

身近な食品が腸内環境を改善し、腸管免疫力を高めるのにも役立つことがおわかりいただけたと思います。好みのものから試して、自分に合っているものを習慣化していくといいでしょう。

上手なとり方は、特定の食品に偏らず、効果がある食品を複数組み合わせることです。こうすると、栄養バランスが自然にとれ、腸によい効能の相乗効果が期待できます。

便秘などの排便異常であれば、早ければ食事の見直しを始めて、数日後くらいから腸の状態がよくなってきます。それにつれて、腸内環境も改善され、数週間や数か月単位で、免疫力も高まってきます。

その効果は、「毎日の排便がスムーズになった」というようなことから始まり、「風邪をひかなくなった」「インフルエンザが流行しても、かからない」「体が疲れにくい」「肌あれ、ニキビ、シミなどの肌トラブルが起きなくなった」など、免疫力と体力、さらに美容の面でも、しだいに現れてきます。

食生活のケアは、長く続けて習慣化することが大切なので、一時期にがんばりすぎないで、気長に続けましょう。

また、よい習慣を身につけながら、徐々に悪い習慣にさよならすることも大事です。とくに早めに改めたいのが、ファストフード、スナック菓子の食べ過ぎと、肉や乳製品、つまり動物性脂肪のとり過ぎです。

次のページに、腸によい習慣と悪い習慣をまとめていますので、できることから意識して取り組んでみましょう。

数日後、数週間後、数か月後と、いろいろな段階を経て、腸がどんどん健康になり、それにつれて免疫力も高まっていることを、自分自身の体と腸の状態で実感できるはずです。

腸によい食習慣

- 食物繊維摂取量（とくに水溶性食物繊維）を増やす
- 腸内環境をよくする発酵食品（植物性乳酸菌、納豆菌など）を増やす
- 魚類を多くとる
- 体によい油（オリーブオイルなど）をとる
- たんぱく質（グルタミン）をとる
- 体によいミネラル（マグネシウム、カルシウム）をとる
- 肉類（とくに赤身肉）の摂取を減らす
- ファイトケミカルの多い食材（野菜など）をとる
- ビタミンC、ビタミンB_2、ビタミンB_{12}が豊富な食材（果物、野菜など）をとる
- 乳製品のとりすぎに注意する
- 腸によいハーブ（ペパーミント、ジンジャーなど）をとる
- 1日3食を毎日同じ時間帯にとる
- よく噛んで食べる
- 自宅で作ったものを食べることが多い
- 毎日同じような食品や料理を食べず、いろいろな味や調理法を楽しむ
- 間食や食後のデザートには、甘いお菓子ではなく、果物をよく食べる
- 水分をこまめに補給する（1日1～1.5リットル）
- 眠る前の3時間ほどは、食事をひかえる

腸に悪い食習慣

- 1日1～2食（欠食）で食事時間も不規則
- 朝食を抜きがちだ
- 肉や揚げ物をよく食べる
- ファストフードが多い
- 早食いである。または、食事をゆっくりとる時間がない
- 夜遅い食事や夜食をとる機会が多い
- スナック菓子や甘いお菓子をよく食べる
- 外食、飲み会や宴会が多い
- ダイエットのために、米やパンなどの炭水化物をあまり食べない
- 魚を食べる機会が少ない
- 果物をあまり食べない
- 「食べる」ことにあまり興味がなく、毎日同じようなものを食べている
- トイレに行く回数を減らすなどのため、水分をとるのをひかえている
- アルコールを毎日、多めに飲む（下痢や過敏性腸症候群の原因になる場合がある）

便秘などの排便異常がある人は、悪い食習慣のなかにあてはまる項目も多いでしょう。
それを少しずつ減らし、よい食習慣を身につけていきましょう。

ケース別・私の腸ケア術

ケース① 43歳・男性　会社員

食生活の見直しで排便異常が改善した！

30代後半から、仕事が忙しくなると、便秘と下痢が交互に起こる症状に悩むようになりました。このような排便の異常には、不規則な食生活が関わっていることが多いと知り、自分の毎日の食事をふり返ったところ、朝食抜きや仕事帰りの居酒屋通いなど、腸によくない習慣ばかり。そこで、できることから、食生活の改善に取り組みました。

朝食をとるようにし、毎日のお酒の量を減らすことから始め、肉より魚を食べる機会や野菜をとる量を増やしたりしたところ、1か月ほどで急な下痢がほとんどなくなり、便秘も少なくなって、排便がらくになったのです。排便異常をかかえているときは、気分がしずみがちになることもありましたが、毎日の排便がスムーズだと、気分もすっきり。以前感じていた慢性的な疲労感が少なくなり、体が軽くなった感じがしています。

ケース② 32歳・女性 スポーツ選手
刺し身を食べる食事ケアを続け、だんだん体調がよくなった

陸上の選手なので、毎日10㎞ほどのランニングを日課にしています。しかし、体をきたえているのに、体調をくずすことが多く、風邪を一度ひくと、なかなか治りにくいのが悩みのタネでした。

「風邪が治りにくいのは免疫力が低いことが一原因」ということを知り、グルタミンの補給のために、新鮮な魚を刺し身で食べるようにするなど、食習慣の面から、腸と免疫力のケアを開始。半年が経つころには、疲れを感じることが減り、体調もよくなりました。また、風邪もひきにくくなり、毎日快適に過ごしています。

ケース③　47歳・女性　主婦

腸にいい食品を意識してとり、便秘や肌あれが解消

1年前にダイエットをしたころから、以前はほぼ毎日あった排便のリズムがくずれ、4日に1回くらいのペースに。また、顔には吹き出物が出ることが多くなり、体重は3kgほど落ちたものの、気分が晴れない毎日でした。

そんなとき、松生先生の本を読んで、「ごはんなどの炭水化物をかなり減らすと、便の材料ができずに便秘がちになり、腸の動きが悪くなるにつれ、肌あれも起こりやすい」ことを知ったのです。そこで、ごはんを適量しっかり食べ、野菜や果物、きのこや海藻、ペパーミントティーなどの腸を健康にする食品を意識してとるようにしました。すると、排便ペースがだんだん2～3日に1回に！

また、週3～4回ウォーキングを始めたところ、1～2日に1回の排便になり、それにつれて、顔の吹き出物も減ってきました。気分もすっきりし、体調や肌の調子もよく、今の食生活を続けていこうと思っています。

ケース④ 68歳・男性 自営業

ひどい風邪の治療が、腸の養生のきっかけになった

38℃半ば台の高熱、喉のはれと痛み、ひどい頭痛が重なり、数日間まともに食事がとれず、松生先生のクリニックを受診。風邪との診断で、総合感冒薬と胃薬（「マーズレンS」２ｇ／日。「マーズレンS」はグルタミンの含有量が多く、胃の調子が悪くて食事がとれないときによい）を服用しながら、先生のアドバイスによって、弱った腸に効く食事療法を行いました。

とくに、自分でも効果を実感したのは、刺し身用の新鮮な魚をすりつぶし、オリーブオイルとショウガ、しょうゆ少々で味付けしたもの。病気で食事がとりにくいときなどは、グルタミンという成分が体内で失われ、免疫力が弱まるそうで、生魚を食べるのは、それを高めるのが目的とのことでした。ひどい風邪の症状は数日で治り、それを機に、以前より生魚を食べる機会を増やしました。それから3か月ほど経ちますが、かつての体力が戻り、疲れにくくなったと感じています。

ケース⑤ 78歳・女性 主婦

食事のセルフケアで、免疫力がついてきたことを実感

食欲がなく、胸のむかつきがあったので、松生先生に診てもらったところ、胃炎と軽度の低たんぱく血症とのこと。胃炎は薬（「マーズレンS」）の服用で治療し、低たんぱく血症のほうは、放置しておくと免疫力が低下するとのことで、魚を中心とするたんぱく質の摂取をすすめられました。

週に3回くらいの頻度で、刺し身を食べるようにしましたが、始めて1年ほど経つと、以前は風邪をひきやすかったのが、まったくひかなくなっていることに気づき、食事ケアの効果を実感しました。それにつれて胃の調子もよくなり、全身の体調も良好です。

4章

体内リズムで腸はもっと元気になる！

腸は体内リズムに支配されている!?

私たちは、朝目覚めて、昼活動し、夜になると眠ります。

なぜ、自然にこのようなリズムを刻めるのかというと、人の体には、体の各機能がスムーズに動くための「体内時計」がそなわっているからです。

体内時計の指令系統は、脳の視床下部《ししょうかぶ》にある視交叉上核《しこうさじょうかく》という神経細胞に集中しています。この神経細胞は、ほかの器官の助けを受けずに自力で正確な時を刻み、体にどう動くかの指令を出しています。

もし万が一、この神経細胞が破壊されると、太陽がのぼるころに目覚め、昼間活動して、暗くなると眠る、という一見普通のことができなくなってしまうのです。すると、私たちの体の生理機能が乱れ始め、排便力が衰え、免疫力も低下して、病気を発症しやすくなります。

そのため、体内時計が刻むリズムに沿って生活することは、健康を守るうえで、とても大事なことなのです。

体内時計と自律神経が呼応してリズムを作る

体内時計は、目覚めや睡眠だけでなく、1日のさまざまな行動に関わっています。体内時計が指令を出すと、それを受けて自律神経が働き、体のさまざまな機能に影響を与えて、体内リズムを作っていきます。

自律神経は、文字どおり、私たちの意思とは関係なく、それ自体が〝自律〟して働く神経のことです。

自律神経には、体を活動的にさせる交感神経と、体をリラックスさせる副交感神経があります。この二つがシーソーのようにバランスを取り合って働くことで、1日の体内リズムが生まれます。

朝目覚めたときは、副交感神経が優位に立っており、心拍数、血圧、体温ともに低めです。起きて活動を始めると、しだいに交感神経が優位に立ち、心拍数、血圧、体温が上昇します。そのため、日中は体や脳が活動的になり、いろいろな仕事や用事をこなせるのです。

夜になると、再び副交感神経が優位になり、心拍数、血圧、体温が低くなって体をリラックスした状態にさせ、眠りにつきやすくします。

1日のこのリズムのなかで、集中力や精神力が最も高まるのは午前10時〜11時と午後2時ごろ（＝脳リズム）、味覚が敏感になるのは正午〜午後3時ごろ（＝味覚リズム）と考えられています。

腸リズムを活用すると、毎朝すっきり快便に

では、腸が活発に動くのは、いつごろなのでしょうか？

腸の1日の動き、つまり「腸リズム」は、集中力や味覚とは異なり、目が覚めた状態で、かつ副交感神経が優位に立っている時間帯に強くなります。つまり、朝起きたばかりのころです。

便秘を予防・解消するために、「朝、排便する習慣をつけよう」といわれるのは、外出前に便をすっきり出しておこうという面もありますが、実際に体が排便しやすい

自律神経の働き

胃や腸などの消化管は、自律神経の支配下にあり、副交感神経が優位に立っているときに消化･排泄が活発化します。

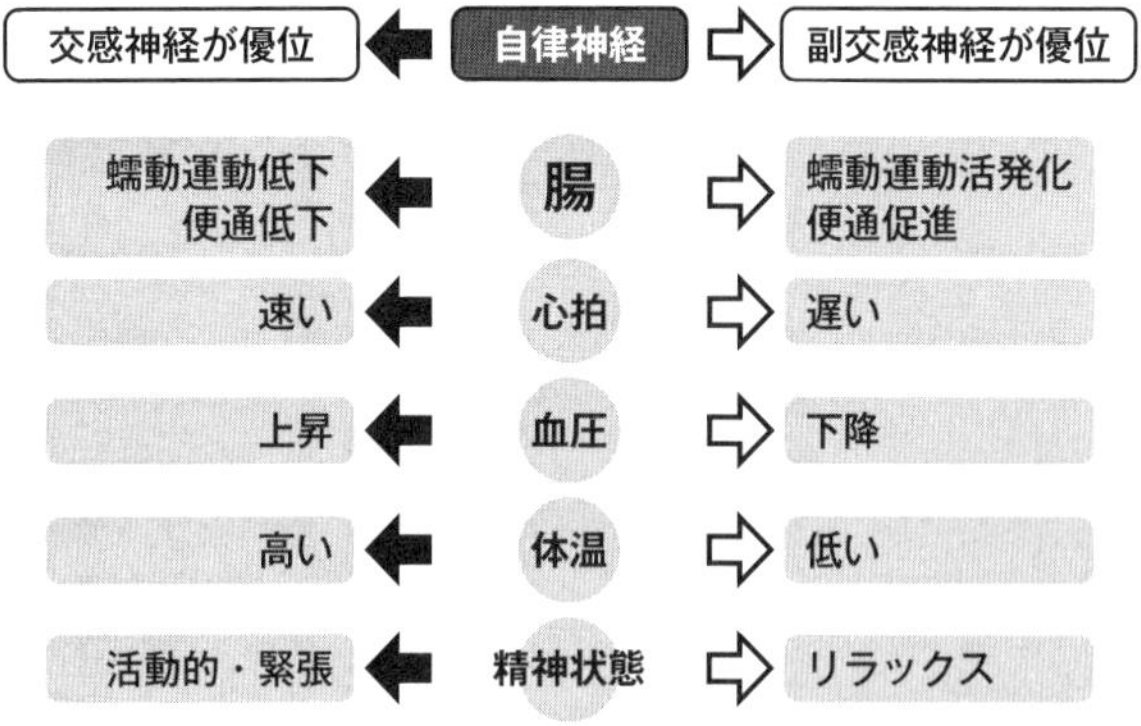

モードに入っているのです。

131ページの図にあるように、起きた直後は腸リズムによって、腸の蠕動運動が活発化します。このとき胃に食べ物や水分が入ると、胃・結腸反射が起こり、さらに大腸では、下《か》行《こう》結腸《けっちょう》からS状結腸が強い収縮運動を起こす「大蠕動」が始まります。

大蠕動が起こると、結腸内の便が直腸に移動し、それが脳に伝わることで便意が起き、スムーズにすっきりと排便できます。大蠕動は1日に2〜3回起きますが、朝が一番強いのです。しかも、この力は20〜30分程度しか続かないといわれています。

この腸リズムのピーク時に排便を促すのが、便秘の解消に効果的で、腸の健康も守りやすくなります。そのためには、太陽の光とともに起き、朝食をおいしくとることが大事です。

逆に、朝食を抜くと、せっかく排便モードに入っている腸リズムを乱すことになります。

腸リズムが乱れると、大蠕動が起こりにくくなり、便秘を招きます。便秘になると、お腹が張ったり、ガスが出にくくなったりして、さらに腸内に老廃物が停滞することで、腸の病気につながってしまいます。

つまり、体内時計と自律神経がコントロールしている体内リズムも、腸の健康に深く関係しています。

そのため、腸リズムを知り、それに合った食事のとり方や生活を心がけることが、腸の健康を守るために必要なのです。

腸リズムと体内時計の関係

●朝、腸リズムが活発化する

腸と体内リズムの関係から、朝食後が排便のベストタイムです。朝起きて食事をとったあとに、1日で最も強い「大蠕動」が起きます。

大蠕動は、日中にも食後や歩行後に1～2回ほど起きますが、朝よりは弱い動きとなります。朝に排便習慣をつけるのが、体内リズムからも一番いいのです。

腸リズム

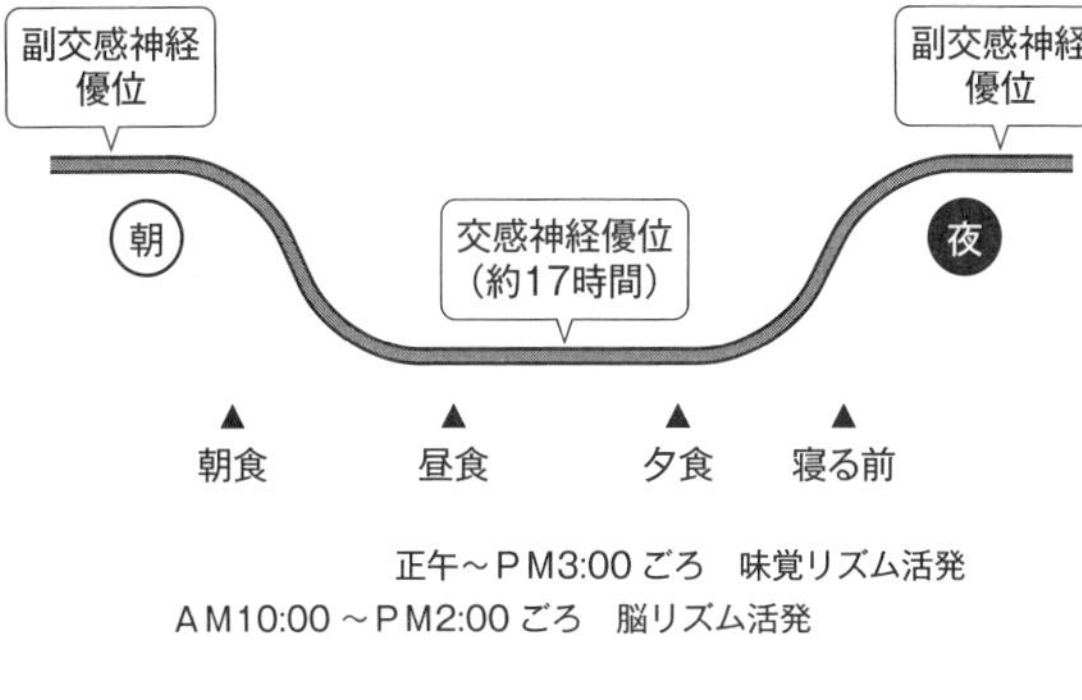

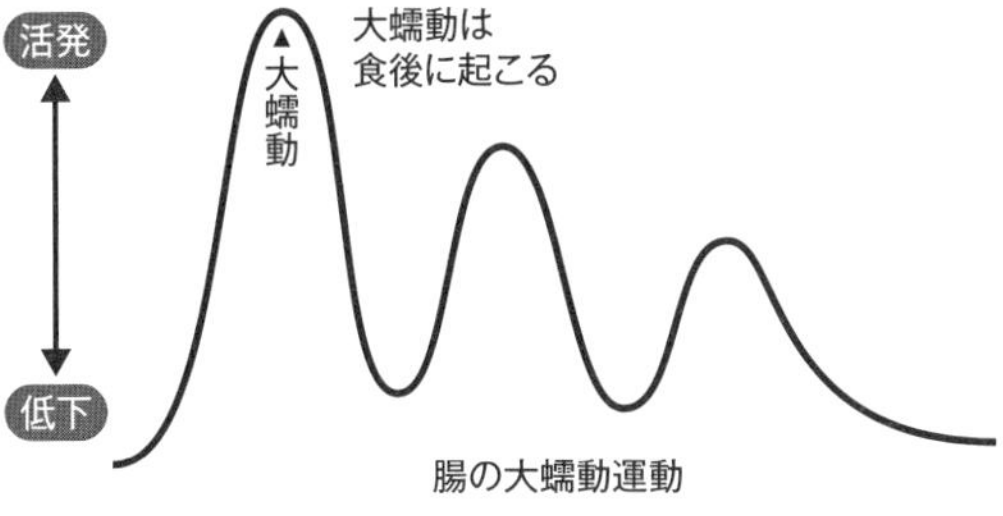

腸の大蠕動運動

腸リズムで腸管免疫力はさらにパワーアップ

毎日、腸の専門医としていろいろな症例に接していると、腸が健康な人は、全身も健康で病気になりにくく、外見も若々しい人が多いと実感します。腸リズムに合った食事と生活で腸を健康にすることは、体全体の免疫力をアップさせ、アンチエイジング効果もあるのです。

1章で述べたように、小腸には、外部から侵入する病原菌を排除したり、体内の細胞が突然変異してガン化するのを抑制したりする「腸管免疫」システムがそなわっています。腸管免疫は、おもに食生活の影響を受けやすく、何をどう食べるかで免疫力が変わってきます（3章参照）。それに加えて、腸リズムも、腸管の免疫力を左右しています。

不規則な生活や睡眠不足、朝食抜きの習慣、強いストレスがあると、腸リズムが乱れて便秘などの排便異常が起きます。

すると、老廃物が体にたまりやすくなり、腸内環境が悪化して、腸管免疫力も低下してしまう可能性があるのです。

また、腸リズムには自律神経が関与していることを前述しましたが、自律神経のバランスも免疫力を変動させます。

免疫力を高めるのは、腸をリラックスさせる副交感神経のほうです。副交感神経が優位に立っているときは、白血球中のリンパ球が増加して免疫機能が上がります。一方、腸を緊張させる交感神経は、白血球中のリンパ球を減少させ、免疫力を下げてしまいます。

では、常に副交感神経が優位にあるのがいいかというと、そうではありません。交感神経と副交感神経がバランスをとって1日の体内リズムを刻み、副交感神経が優位に立つときは、そのリズムに腸の1日の動きを上手に合わせるようにするのがベストです。

そこで、腸リズムを活用して腸をもっと健康にし、腸管免疫力を高める1日の過ごし方を次のページから紹介します。

免疫力を高める「腸リズム」活用法

「腸リズム」に合った過ごし方をすると、腸は必ずそれに応えてくれます。朝目覚めてから夜眠るまでの、腸リズムに応じた過ごし方を紹介しましょう。難しいコツは必要ありません。できることから実行して習慣づけると、腸が健康になり、便秘や下痢などの困った排便異常が解消できます。さらに、腸の病気の予防にもなり、腸管免疫力も高まってくるのです。

また、自律神経のバランスが整いやすくなるので、ストレスがやわらぎ、気分が前向きになったり、意欲が湧いてきたりと、メンタル面でのうれしい効果も期待できます。

朝は太陽の光を浴びて朝食をとろう

朝の起きがけは、誰しも頭がボーッとしているものです。

目覚めた直後は、脳がまだ睡眠モードにあるためで、起きて動いていると、だんだん頭も体も活動モードに入ってきます。この切り替えを行っているのが、脳の下部にあたる脳幹《のうかん》にある「脳幹網様体《もうようたい》」です。この組織は神経が網目状になった構造をしており、ここに刺激が加わると脳全体が目覚めて、頭も体もスムーズに活動できるようになるのです。

この脳幹網様体に刺激を与えるものは、何なのでしょうか？

光、味覚、咀嚼《そしゃく》など筋肉や皮膚の動き、音などです。つまり、わかりやすく言えば、太陽光を浴びて、朝食をとると、それが刺激になって頭も体も活動モードに入るのです。

ただし、食事の間と直後は、自律神経系はまだ副交感神経の支配下にあります。前述したように、副交感神経が優位なときは腸はリラックスし、蠕動運動が活発化しています。このタイミングで朝食をとって胃に刺激を与えると、「大蠕動」が起きて排便が促されるのです（131ページ参照）。これが、体内時計と自律神経が呼応して刻む朝の腸リズムです。

そのため、朝食抜きや昼夜逆転の生活をしていると、腸リズムが乱れて排便異常が起こり、免疫力も低下してしまいます。

朝起きがけに水分をとり、よく噛んで朝食をとる

では、朝食には何をとればいいのでしょう？　私がおすすめしているのは、まず、胃を刺激するためにコップ1杯の水を飲むことです。新鮮な果物や野菜で作るフレッシュジュースや、お茶やコーヒーなどでもかまいません。

その後、もち麦ごはんやライ麦パンなど、よく噛んで（＝咀嚼《そしゃく》）食べるものをとります。噛むことで脳幹網様体に刺激が伝わり、体が活動モードに入りやすくなります。さらに、よく噛んで食べるものには食物繊維を多く含む食品が多いので、腸をケアする栄養的にも一石二鳥なのです。

さらに、大さじ1杯ほどのオリーブオイルをとると、小腸が刺激されて排便促進効果が高まります。私は、サラダのドレッシングにしたり、納豆にタレといっしょに入れてかき混ぜて食べたりしています。また、ライ麦パンにつけて食べるのもおいしい

です。

昼は脳をクールダウンして食事を楽しむ

朝食をとり、排便をすませてしばらく経つと、副交感神経に替わって交感神経が優位に立ってきます。頭と体は完全に活動モードに入り、とくに午前10時〜11時は思考力や集中力がピークに達します。

正午〜午後1時くらいは、昼食の時間です。この時間帯は、朝食から時間が経って空腹を感じるころ、という意味合いもありますが、腸リズムから見ると、脳をクールダウンする時間です。脳を休ませて昼食をとることで、副交感神経が一時的に働きやすくなり、腸の動きが活発化します。

逆に、日中に一度休む時間をとらないと、交感神経の緊張が続き過ぎ、胃腸の働きが低下してしまいます。すると、食欲の減退や消化不良、午後まで活力を持続できないなど困ったことが起きるのです。

朝、排便がなかった場合は、昼食後に大蠕動が起きて便意をもよおすことがあります。こんな場合は、職場や外出先などでも便意をがまんせず、すっきり出しましょう。便意をがまんするのは、腸リズムを乱す原因のひとつです。

加えて、消化管が食べ物を消化・吸収する力は、昼ごろにピークを迎えます。南イタリアやギリシャなど地中海地域では、夕食より昼食に比重をかけ、ゆっくりと食事を楽しむのが古くからの習慣です。

そのかわり、夕食はどちらかというと軽めです。3章で、地中海地域で多く摂取されるオリーブオイルに腸ケア効果が高いことを述べましたが、腸リズムの視点からも、地中海地域の人たちは、腸の病気になりにくい生活スタイルを身につけているといえます。

昼間は忙しくて、簡単な食事になりがちの人も多いでしょうが、できるだけゆっくりランチの時間を楽しむのが、腸の健康にはよいのです。昼間休んだことで、午後になると再び思考力や集中力が高まり、午後2時ごろにピークを迎えます。

夕方から夜はリラックスの時間、夕食は軽めがベター

太陽が沈んで暗くなると、交感神経に替わって副交感神経が優位に立ってきます。それにつれて、体はリラックスモードに入り、休むための態勢を整えます。消化管では、胃液の分泌はさかんになりますが、腸の蠕動運動は、朝や昼に比べると活発化しません。

そのため、夕食は遅い時間にとらずに、午後7~8時くらいに軽めの量を食べるのが理想的です。仕事の都合などで夕食が遅めになる場合も、午後9時以降の食事はできるだけひかえたほうが、腸リズムを乱さなくてすみます。

また、休むモードに入るためには、体内時計と関係が深い脳幹網様体への刺激を弱くすることが大事です。

強い光や音などがあると、脳幹網様体にスイッチが入ったままとなり、体の緊張状態が続いてしまいます。照明をやわらかな光の間接照明にしたり、スローテンポの音楽を低めのボリュームなどで聴いたりすると、脳も腸も、自然にリラックスモードに入ってきます。

深夜はホルモンの一種が腸内を大掃除

私たちが眠っている間も、腸は動き続けています。

食後3時間ほどで胃の中がからっぽになると、小腸からモチリンというホルモンが分泌され、蠕動運動を促して腸管をきれいに掃除するように働きます。すると、便のもとになる食べ物の残りカスや老廃物などが大腸の肛門近くに移動し、翌朝の排便の準備が整います。眠っている間にモチリンが十分に分泌されるように、夕食は就寝の3時間前には終わらせるようにしましょう。

モチリンは、胃や小腸がカラになっている空腹時に分泌されやすいのが特徴です。夜遅い食事をひかえたほうがいい理由のひとつがこれで、就寝前に食事をとると、眠っていても胃がいっぱいの状態で、モチリンの働きが妨げられます。また、強いストレスがあると、モチリンの分泌が減少することも指摘されています。深夜、腸がスムーズに動くためには、ゆったりと夜を過ごし、午後12時ごろまでには眠りにつくのが大切です。

腸内リズムに合う１日の過ごし方

●毎日３食を同じくらいの時間帯にとる

　腸リズムをととのえて腸を健康にし、免疫力を高めるには、食事の時間がポイントになります。「朝しっかり」「昼ゆったり」「夜軽め」という強弱のリズムも大事です。

PM12時ごろには眠ろう

PM8時台までには夕食をすませたい。
量は軽めがいい

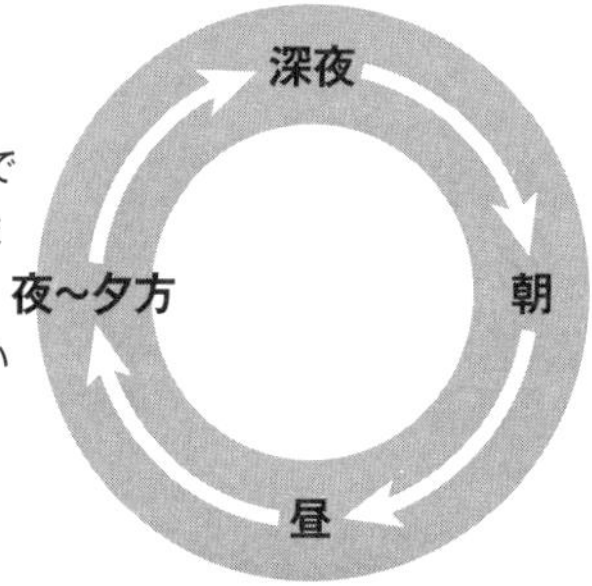

起床後、コップ1杯の水かフレッシュジュースなどをとる。
AM7~8時台くらいに朝食をしっかりとる。
朝食後が排便の最適タイム

正午~PMI時台くらいに、ゆったりとした昼食を。
昼はボリュームのある食事でOK
朝食後に排便がなければ、昼食後の「大蠕動」を活用して排便

腸を動かすウォーキング&お腹マッサージ

食事と排便の腸リズムに加え、腸を活発に動かす生活習慣を身につけると、腸はもっと健康になり、免疫力も高まります。

まず実行したいのは、〝よく歩く〟ことです。

歩いているとき、お腹を意識すると、腸が動いているのが感じられます。体を動かすと、体の真ん中にある腸も動くのです。逆に、あまり歩かないと、腸の動きがとどこおり、便秘や腹部膨満感に悩まされます。

毎日の生活で、歩く機会と時間を増やすのもいいですが、より効果を高めるには、ウォーキングがおすすめです。習慣化すると、腸の動きがよくなり、血液循環が高まることで新陳代謝も促進されます。加齢や運動不足による筋力の低下や老化防止にも非常に有効です。

効果的な行い方は、まずはウォーキング前に入念なストレッチをし、水分を補給し

効果的なウォーキング法

- 背すじを伸ばす
- 歩幅は大きめ
- スピードは軽く汗ばむ程度
- かかとで着地し、親指に体重移動して、次の一歩を
- 1日30分を目標とする

ておきます。背すじを伸ばし、大きめの歩幅で歩くこと。スピードは軽く汗ばむ程度とし、時間は1日30分を目標にしましょう。

忙しくて時間がない人は、通勤時間を利用して、電車1駅分やバス1停留所分を歩くのがおすすめです。休日も、買い物や公園の散歩などで歩く機会を増やすといいでしょう。

便秘や腹部膨満感に効く！　お腹マッサージ

私が考案した、腸を健康にする「お腹マッサージ」も紹介しましょう。私はこれを「徒手《としゅ》圧迫法」と名付けました。

このマッサージは、大腸内視鏡検査を行うときの姿勢と腸内ガスの抜き方からヒントを得たものです。お腹の上から腸をもみほぐすことで、腸の動きが活発化し、腸内にたまった老廃物やガスを排出しやすくなります（次ページ参照）。

お腹マッサージ(徒手圧迫法)

●便秘や腹部膨満感の解消におすすめ

寝る前などに行うのを習慣化すると、腸内の老廃物やガスを排出しやすくなります。

お腹が張って苦しいときは、日中や夕方にも行いましょう。

①

右脇腹の下に枕をあてて横になる。左手で右脇腹を持ち上げるように、1分間マッサージする。枕で上行結腸《じょうこうけっちょう》を押しながら、左手で横行《おうこう》結腸を刺激する（軽く圧迫する）イメージで行う。

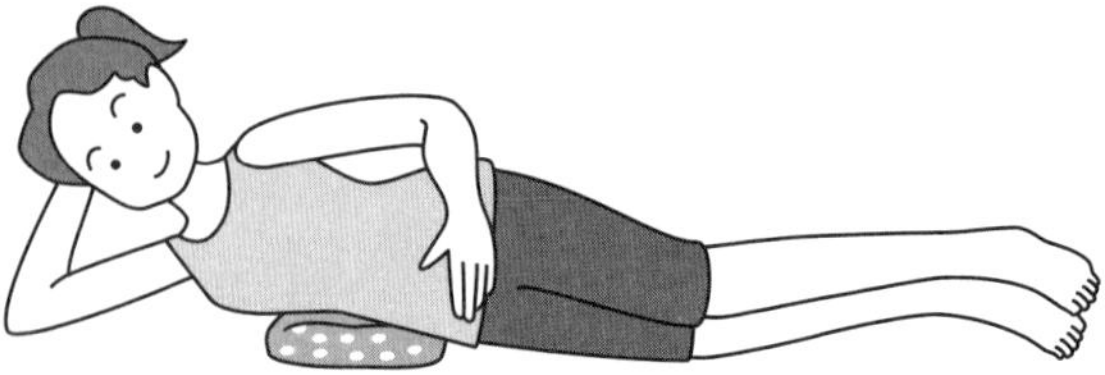

＊上行結腸、横行結腸、下行結腸、S状結腸、直腸の位置はP.23にあります。

② 体の向きを逆にし、左脇腹の下に枕をあて、右手で左脇腹を持ち上げるように、1分間マッサージする。枕で下行《かこう》結腸を押しながら、手でS状結腸を刺激するように行う。

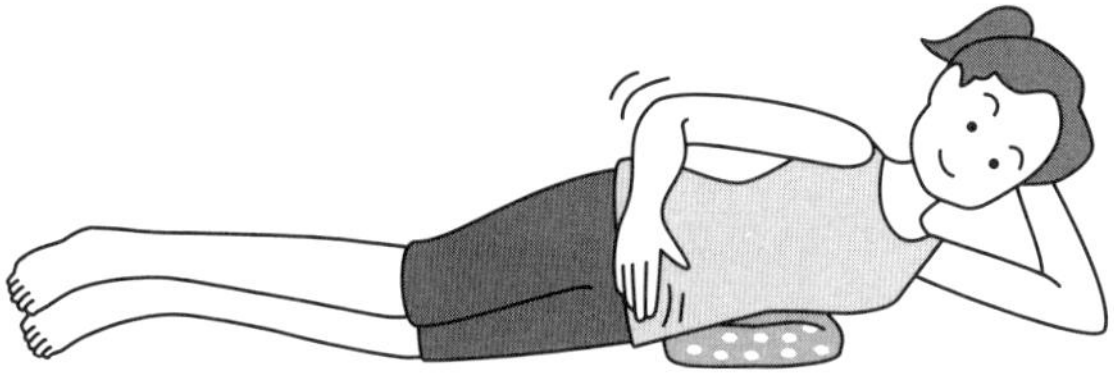

③ 枕をはずして仰向けになり、両手でお腹の下部分を1分間、さするようにマッサージする。直腸に刺激を与えるイメージで行う。

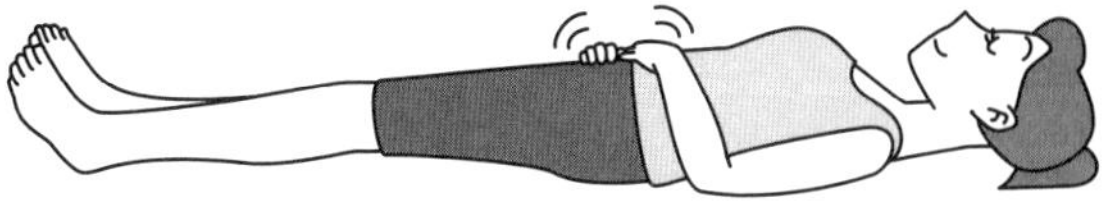

④ うつ伏せになり、ゆっくりした深呼吸を1分間繰り返す。お腹まで息をしっかり吸い込むように行うと、直腸にさらに刺激が与えられ、効果が高い。

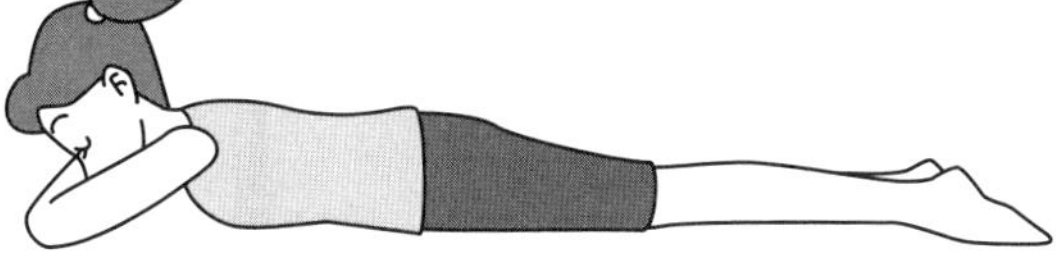

腸管免疫力をもっと高める生活習慣&リズム

腸を健康にする生活習慣のコツは、まだまだあります。

私の長年の臨床経験のなかで、排便異常の患者さんにすすめてとくに効果が高かったものを紹介しましょう。

「そぞろ歩き」「スローテンポな音楽を聴く」「半身浴」「アロマテラピー」の4つです。

これらのケアを食生活の見直し、運動やマッサージに加えて行うと、腸がますます健康になり、免疫力もアップします。

ただし、あれもこれもやろうとすると長続きしません。

気が向くものから始め、腸の状態がよくなったと感じたら、継続するといいでしょう。

「そぞろ歩き」で腸と心をケアする

イタリアなど地中海地域では、夕方や夕食後に、家族や恋人などが連れ立って街のメインストリートなどを歩くパッセッジャータ〝passeggiata〟という習慣があります。歩くと言っても、ウォーキングのようなものではなく、楽しく語り合いながら街を歩くことを楽しむのです。日本語では「そぞろ歩き」といったところでしょうか。

パッセッジャータには、体を動かす効果もありますが、脳をリラックスさせて会話を楽しんだり、外出することで気分転換になったりと、精神的な面でもプラス効果がたくさんあります。

3章で、地中海地域の人には腸の病気が少ないと述べましたが、オリーブオイルなど腸にいい食品を多くとるのに加え、このパッセッジャータの習慣も、腸の健康に役立っていると感じます。

忙しい毎日を送っていると、実行するのはなかなか難しく思えますが、価値観を切り換えると案外できるものです。

まずは、天気のいい休日に始めてみるといいでしょう。家族といっしょでも、ひとりでもかまいません。心と体をリラックスさせて〝歩くことを楽しむ〟のが、一番のポイントです。

スローテンポな音楽が腸を癒《いや》す

私たちは好きな音楽を耳にすると、ホッとしたり、心がやすらいでくるのを感じます。

音楽が自律神経のバランスを整えたり、体の痛みをやわらげるのに有効であることは以前から指摘されていました。

2005年には、それを裏付ける興味深い調査研究が発表されました。

アメリカ・エール大学の麻酔科のジープ・ケイン教授らが、手術をする患者さんを「自分の好きな音楽を聴く」、「雑音を聞く」、「手術中の器具の音など不快音が耳に入る」の三つのグループに分けて、必要な鎮痛剤の量を比較したところ、好きな音楽を聴いたグループでは、鎮痛剤の投与量が少なくてすんだのです。

音楽の効果は、腸の健康にも役立ちます。

腸にいいのは、スローテンポの音楽です。拍数でいうと、60拍／分前後くらいのもの。こういうゆったりしたテンポの曲を聴くと、自律神経のうちの副交感神経が優位になり、胃や腸の動きが活発化するのです。

便秘や下痢の患者さんにおすすめして、症状が改善された例もありました。自分が好きだと感じ、飽きずに何度も聴け、あまり感情をゆさぶらない曲が最適です。たとえば、カフェのＢＧＭとして流されるボサ・ノヴァのようなタイプの音楽です。スローなテンポに合わせて、ゆっくり大きく呼吸してみてください。少しずつリラックスモードになっていくでしょう。ぜひ、試してみてください。

曲が見つからない場合は、リラクゼーション向きＣＤを購入したり、ダウンロードして手に入れるのもいいでしょう。

ゆったり半身浴で腸の動きを活性化しよう

便秘で悩んでいる人のなかには、「忙しいので湯ぶねにつからず、シャワーですます」というケースが多く見られます。

しかし、入浴は、腸の動きをよくする絶好の機会のひとつです。ぬるめのお湯につかってゆっくり入浴すると、腸の動きを促す副交感神経が優位に立ちます。

また、睡眠前に湯ぶねにつかると、その日の体と心の疲れを解消しやすくなり、ストレスから起こる腸の病気も予防しやすくなります。

腸を健康にするおすすめの入浴法は、38〜40℃のぬるめの湯に、みぞおちまでゆっくりつかる半身浴です。1回の入浴で、湯ぶねに5分程度×2〜3度つかると、血圧や心臓などにも負担がかかりません。

人間の血液は約1分間で体内を1周するので、10分間お湯につかっていれば10周もすることになります。この間に、からだのすみずみまで温かい血液が十分に行き渡り、体全体を芯から温めてくれるのです。

もう一つ半身浴のよさは、ほどよく下半身に水圧がかかり、全身の血液バランスがよくなることがあげられます。

また、半身浴のあとは腸が温まっているので、その直後に144・145ページのお腹マッサージ（徒手圧迫法）を行うと、効果がとても高まります。

腸にいいアロマテラピーもおすすめ

ヨーロッパで古くから行われているアロマテラピーも、腸への効果があることがわかっています。アロマテラピーは「芳香療法」とも呼ばれ、〝香り〟によって、体の不快症状や病気を治療する方法です。

香りには、植物から抽出した芳香物質である「精油《せいゆ》」が用いられます。自然の癒しの力を呼吸器や皮膚を通して体内に取り込むことで、交感神経をしずめ、体と心を落ちついた状態にして、諸症状をやわらげるのです。

精油の種類は実にさまざまですが、腸への効果が報告されているものは、ペパーミント、ラベンダー、ローズマリー、タイム、カルダモン、ジンジャー、オレンジスイート、シナモンリーフなどです。

使い方としては、アロマ用のディフューザー、アロマライト、オイルウォーマーなどを使って部屋に香らせたり、入浴時に湯ぶねに入れてアロマバスを楽しむなどするといいでしょう。

香りのなかにいるときは、頭をリラックスさせて、ゆったり過ごします。すると、副交感神経が立ち上がりやすくなります。

ただし、精油の品質は商品によって異なるので、100%ピュアの良質なものを選びましょう。

また、体調や持病によっては、使用をひかえたほうがよい場合もあるので（シナモンリーフは妊娠中は禁忌）、初めて使うときは、アロマセラピストなど専門家のアドバイスを受けられる店で入手することをおすすめします。

5章

簡単&おいしい！ 腸管免疫力を高める食品&レシピ

レシピ作成／川上ミホ

◎レシピの表記について

- 材料を個数・本数で表示したものは、断り書きがない場合、中程度の大きさを指します。また、グラム数で表示したものは、断り書きがない場合、皮や種などを除いた正味量です。
- 大さじ1は15㎖、小さじ1は5㎖を指します。
- オリーブオイルは、エキストラバージン・オリーブオイルを指します。

マグロ

◉グルタミンの身近な補給源

腸管免疫力を高める成分グルタミンをとるのに、おすすめしたいのがマグロです。魚肉類のなかでも、たんぱく質の含有量が多く、たんぱく質を構成するアミノ酸の質を示す「アミノ酸スコア」は最高点の１００。それにグルタミンのパワーが加わることで、腸の健康と免疫力をアップする効果があります。ＥＰＡ《イーピーエー》やＤＨＡ《ディーエイチエー》など良質の脂肪酸も豊富です。

マグロの香味コロコロステーキ

魚に火を通しすぎないのがグルタミン摂取のコツ

◎材料（2人分）

マグロ(切り落とし)…………150g
長ねぎ(斜め薄切り)………15cm
キムチ(粗いみじん切り)……40g
ごま油…………………………小さじ1
塩……………………………………少々

*キムチに塩気があるので、塩の量は味を見ながら調整を。

◎作り方

1 マグロは大きめのひと口大に切る。
2 フライパンにごま油を熱し、長ねぎを入れる。少ししんなりしてきたら1とキムチを加え、マグロの表面が白っぽくなるまで中火でサッと炒め、塩で調味する。

マグロの薬味丼

オリーブオイルを加えて、おいしさと効果がアップ

◎材料（2人分）

マグロ……1サク
長ねぎ……15cm
みょうが……1個
しょうゆ……小さじ1弱
オリーブオイル……小さじ2
ごはん……2杯

◎作り方

1 マグロは厚さ1cm弱のそぎ切りにする。長ねぎ、みょうがは薄く斜めにスライスしておく。

2 小さなボウルに1の長ねぎとみょうがを入れてしょうゆをふりかけ、オリーブオイルを加えて全体をしっかり和えて味をなじませる。

3 器にごはんをよそい、1のマグロを盛りつけ、その上に2をたっぷりのせる。

グルタミンは熱で変性しやすい成分なので、食品を生または半生で味わうと、有効成分の吸収率が高まる

青背魚

◉良質の脂肪酸が体を元気に

肉の食べ過ぎは大腸ガンのリスクを高めることが指摘されています。そこで、たんぱく源として摂取したいのが魚。前ページのマグロもいいのですが、さば、いわし、さんまなどの青背魚も栄養価が高く、特に良質の脂肪酸ＥＰＡとＤＨＡが豊富です。これらの脂肪酸は心筋梗塞《しんきんこうそく》などの怖い血管病を防ぐ働きがあり、うつ病の改善効果も報告されています。

さんまの中華タルタル

旬のさんまをタルタル風で味わう新鮮味ある一皿

◎材料（2人分）

- さんま(刺し身用に下ろしたもの)……1尾
- 長ねぎ……10cm
- A
  - しょうゆ……小さじ1
  - みりん……小さじ1/2
  - ごま油……小さじ1
  - ラー油……小さじ1/2
  - 白炒りごま……小さじ1/2
- 刻み海苔……少々

◎作り方

1 さんまはみじん切りにし、包丁の背で細かくたたく。長ねぎもみじん切りにする。

2 ボウルに1のさんま、長ねぎ、Aを入れてよく混ぜ、皿に盛る。刻み海苔を散らす。

あじのマリネ

新鮮な魚と抗酸化成分たっぷりの野菜が腸に効く!

◎材料(2人分)

あじ(刺し身用切り身)……1尾
玉ねぎ……1/2個
パプリカ……1個
赤唐辛子……1本
A
　だし汁……大さじ1
　米酢、またはワインビネガー……大さじ3
　しょうゆ……大さじ2
　砂糖……大さじ1強

◎作り方

1 あじは塩少々(分量外)をふってしばらくおき、キッチンペーパーなどで水気をふき、食べやすい大きさに切る。
2 玉ねぎ、パプリカは3mm幅の薄切りにする。赤唐辛子は中の種を取り除き、4つほどにちぎり分ける。Aを加え、よく混ぜてマリネ液を作る。
3 バットに1のあじを並べ、2をかけて冷蔵庫で2～3時間漬け込む。

*ワインビネガーは白。
*だし汁は顆粒だしや粉末だしを湯で溶いたものでもOK(ほかのレシピも同じ)。

パプリカは抗酸化成分の多さから、
赤を使うのがおすすめ

オリーブオイル

◉排便を促す〝天然の下剤〟

地中海地域では、便秘予防に少量のオリーブオイルをそのまま飲む習慣があります。オリーブオイルには良質の脂肪酸であるオレイン酸が含まれており、それが小腸で腸管を刺激し、排便を促すように働くからです。また、オレイン酸は悪玉のＬＤＬコレステロールを減らす効能もあります。さらにオリーブオイルには抗酸化成分も豊富で、老化防止効果も期待できます。

基本のオリーブオイルドレッシング

野菜サラダはもちろん、豆腐や焼き魚にも合う!

◎材料
(作りやすい量:1食分×4回)

オリーブオイル……………大さじ3
米酢、またはワインビネガー(白)
……………………………大さじ1
塩……………………………小さじ1/2
砂糖…………………………ひとつまみ

◎作り方

1 小さなボウルに酢を入れ、塩と砂糖を加えて溶けるまで混ぜる。
2 1にオリーブオイルを少しずつ加えながらよく混ぜる。

*作ってから30分ほど冷蔵庫におくと、味がなじんでおいしい。

玉ねぎオリーブオイルドレッシング

玉ねぎを合わせると効果がさらにパワーアップ

◎材料
（作りやすい量：1食分×4回）

玉ねぎ……1/2個
オリーブオイル……大さじ3
米酢、またはワインビネガー（白）……大さじ1
塩……小さじ1/2
みりん……小さじ1/2

◎作り方

1 玉ねぎはみじん切りにする。小さめのボウルに入れ、塩、みりんをふって酢を加え、冷蔵庫で30分ほどなじませる。

2 1にオリーブオイルを少しずつ加えながらよく混ぜる。

●簡単サラダ

レタス&トマトの簡単サラダとも相性ぴったり。レタス4～5枚を手で食べやすい大きさにちぎって皿に盛り、ヘタを取って半分に切ったミニトマト6個をのせ、上記の半分量のドレッシングをかけて完成

玉ねぎの抗酸化成分と
オリゴ糖の効果をプラス

卵

◉生卵からグルタミンを摂取

「風邪をひいたときは卵酒」といわれるように、卵には免疫機能を活性化させて体を元気にする成分が豊富に含まれます。必須アミノ酸のバランスがよく、アミノ酸スコアは満点の100。ビタミンやミネラルも多く、さらにグルタミンも含まれます。ただし、グルタミンは熱に弱いので、生卵が体質に合わない人以外は、生で味わうのがおすすめです。

卵かけごはん

ごはんを冷ますと、グルタミン吸収率がアップ

◎材料（1人分）

ごはん……茶わん1杯
卵……1個
オリーブオイル……少々
しょうゆ……適量

◎作り方

1 茶わんにごはんを盛り、アツアツの熱が取れるまで少し冷ます。
2 1に卵を割り入れ、オリーブオイル、しょうゆをかけ、かき混ぜていただく。

ライ麦パン

◉食物繊維が腸を活性化

ライ麦はイネ科植物の種で、色の濃さから「黒麦」とも呼ばれます。ライ麦粉で作ったパンは、パン類で最も食物繊維が多く、一般的な食パンの約2倍です。そのため、パン食が多い人は、ライ麦パンに変えるだけで食物繊維摂取量が増え、排便促進や腸内のデトックスに効果があります。腸の働きを促すオリーブオイルをつけて食べるのがおすすめです。

ヨーグルトディップのサンドイッチ

腸が元気になる、おしゃれなサンドイッチ

◎材料（1人分）

ライ麦パン（薄切り）……4枚
きゅうり……1本
ヨーグルト（水きり）……50g
オリーブオイル……小さじ1/2
にんにく・塩・コショウ……各少々

*ヨーグルトはざるにキッチンペーパーを敷いた中に入れ、冷蔵庫に一晩おく。

◎作り方

1 きゅうりは細切りにして塩をふり、水分を絞る。ボウルに入れ、ヨーグルト、オリーブオイルを加え、塩・コショウで味をととのえる。
2 パンを軽くトーストし、にんにくをこすりつけ、1をはさみ、食べやすい大きさに切る。

納豆

◉腸の元気を作る成分が豊富

　昔から日本人の健康を支えてきた大豆は、「畑の肉」と呼ばれるように、たんぱく質と脂肪をバランスよく含む食品です。ただし、豆のままでは消化吸収されにくいのが難点。そこを解消したのが大豆の加工食品で、なかでも納豆は発酵過程で血栓予防効果のある酵素などが生まれ、栄養価が一段と高まっています。そのまま食べられる手軽さも魅力です。

納豆の食べ方アイデア

植物性乳酸菌とオリーブオイルを加えて効力を倍増

◎材料（1人分）

納豆……1パック
高菜、または野沢菜(みじん切り)……適量
しょうゆ……小さじ1/2
オリーブオイル……小さじ1/2
小ねぎ(小口切り)……適宜

◎作り方

1 納豆をよくかき混ぜ、高菜または野沢菜、しょうゆ、お好みで小ねぎを加えて、さらによく混ぜる。

2 1にオリーブオイルを加えて、ざっくり全体を混ぜる。

*ごはんに合わせるほか、うどんにのせたり、海苔で巻いて食べるのもおいしい。

味噌

◉植物性乳酸菌が腸で活躍

大豆を発酵させて作る味噌には、植物性乳酸菌が豊富です。植物性乳酸菌は生きたまま腸にたどりつき、腸内の善玉菌が増えるように働き、腸内環境を改善します。これにより、便秘や下痢が解消しやすくなり、腸の働きも活発化するので、腸管免疫力もアップします。食物繊維の多い野菜、きのこや海藻と組み合わせて食べると、相乗効果が高まります。

味噌チーズプリン

腸を健康にする食材が詰まったおいしいデザート

◎材料（小さい器2個分）

- ゼラチン……2g
- 水……大さじ1
- ヨーグルト……70ml
- A 味噌……小さじ2
- A クリームチーズ……60g
- オリゴ糖……大さじ2

＊好みで、みじん切りのレーズン、砕いたくるみ各適量を添えるのもいい。

◎作り方

1 耐熱ボウルに分量の水を入れ、ゼラチンを入れてふやかす。電子レンジで500W10～20秒加熱し、よく溶かす。ヨーグルトを少しずつ加え混ぜる。

2 別のボウルにAを練り混ぜ、オリゴ糖、1を入れてよく混ぜる。器に注ぎ、冷蔵庫で2～3時間冷やし固める。

ナッツ

◉良質の脂肪酸で腸を掃除

アーモンド、カシューナッツ、くるみなどのナッツ類は、良質の脂肪酸の宝庫です。その代表的成分が、不飽和脂肪酸の一種であるオレイン酸。この成分を比較的多くとると、小腸ではあまり吸収されずに大腸に届き、腸を刺激して排便を促します。また、ナッツ類には強力な抗酸化作用を持つビタミンEも豊富に含まれ、相乗効果で免疫力を高めます。

ナッツとフルーツのトッピング

小腹がすいたときに、そのまま食べるのもおすすめ

◎材料

ミックスナッツ（アーモンド、カシューナッツ、くるみなど）
……好みの量

ドライフルーツ（アプリコット、マンゴー、バナナなど）
……好みの量

◎作り方

1 ミックスナッツは粗く砕き、ドライフルーツは刻む。

2 保存容器に1を入れ、フタをしてふり混ぜる。そのまま常温で保存する。

*ナッツとドライフルーツは、同量くらいがバランスがよい。

*間食のほか、朝食時にも重宝。玄米フレークやヨーグルトなどにも合う。

クリーミーナッツソース

良質な脂肪酸がそろい、腸を活性化!

◎材料(作りやすい量)

カシューナッツ(粗く砕いたもの)……大さじ4
アーモンド(粗く砕いたもの)……大さじ4
くるみ……3粒
練りごま(白)……大さじ1
オリーブオイル……大さじ1
塩……小さじ1/2

◎作り方

1 カシューナッツ、アーモンド、くるみはフライパンで軽く炒る。
2 1の少量を別にとっておき、残りをすり鉢かミキサーでペースト状にする。
3 2と残しておいたナッツ、練りごま、オリーブオイル、塩を混ぜ合わせる。

炒って香ばしさを出してから
ペースト状にするのがポイント

*焼き魚やポークソテーにかけると、深い味わいのメイン料理が簡単にできあがる。ハチミツとしょうゆと合わせて鶏肉を漬け込んでから焼いたり、また、バニラアイスにかけてデザートに活用してもおいしい。

*密閉容器で冷蔵保存し、1か月ほどもつ。

ごま

◉小さな粒にパワーがつまる

ごまが精進料理によく使われるのは、植物性脂肪、たんぱく質、ビタミン、ミネラルなどを多く含むため。肉食を禁じられても、ごまの栄養成分で、体が円滑に働くからです。ごま特有の抗酸化成分群ゴマリグナンには、ガン予防の効果も期待されています。ただし、脂肪分にはとり過ぎがよくないリノール酸も含むので過剰摂取には注意しましょう。

ごまふりかけ

ごはんやみそ汁にふりかけてどうぞ

◎材料（作りやすい量）

白炒りごま……50g
A みりん……小さじ1/2
A しょうゆ……大さじ1
B かつお節(細かいタイプ)……3g
B 青海苔……適量
塩……少々

＊密閉容器で常温保存し2週間ほどもつ。

◎作り方

1 フライパンに白ごまとAを入れて弱火にかけ、水分を飛ばすようにゆっくり炒める。
2 パラパラとしてきたら火を止め、熱いうちにBを加えて全体を混ぜ、塩で味をととのえる。粗熱を取り、密封容器に保存する。

きのこ

◉便のかさを増やす強い味方

きのこ類には、水に溶けない不溶性食物繊維が豊富に含まれ、便のかさを増やして排便を促す効果があります。低カロリーなので、ある程度の量をとっても、肥満の原因になりにくいのも嬉しい点。ただし、不溶性食物繊維は水に溶けないので、とりすぎると便がかたくなります。水分や水溶性食物繊維が多い食品といっしょにとるのがおすすめです。

ボリュームたっぷりきのこ汁

便秘や腹部膨満感の解消に効果あり!

◎材料（2人分）

しめじ……50g
マイタケ……50g
シイタケ……50g
だし汁……320ml
味噌……小さじ1弱
長ねぎ、または小ねぎ……適量

◎作り方

1 きのこは石づきなどを取り除き、食べやすい大きさに切ったり、手でさいておく。
2 鍋にだし汁を温め、1を加えて火を通し、味噌を溶き入れる。器に盛り、小口切りにしたねぎを散らす。

海藻

◉毎日とりたい〝天然の便秘薬〟

海藻類のヌルヌルした食感は、水溶性食物繊維の一種であるアルギン酸が含まれている証拠。アルギン酸は、腸管内の水分を吸って便をやわらかくするように働き、便秘を改善します。また海藻には、同様に便をやわらかくするマグネシウムも豊富なため、その相乗効果で排便がいっそうスムーズになり、お腹にガスがたまる腹部膨満感も解消できます。

海藻たっぷり　とろとろ冷やしそば

腸の中を大掃除してくれるめんメニュー

◎材料（2人分）

そば(乾めん)……2人分
わかめ(塩蔵・生)……60g
めかぶ……2パック(90g)
しょうゆ……小さじ1/2弱
だし汁(冷やしたもの)……160ml
薬味(ねぎなど)・七味唐辛子……各適宜

*しょうゆの分量は、わかめの塩分に応じて調整。

◎作り方

1 わかめは水につけて塩を抜き、水気をきって粗く刻む。ボウルに入れ、めかぶを加えてかき混ぜ、しょうゆで味をととのえる。
2 そばは茹でて冷水でしめ、水気をきって器に盛り分ける。だし汁を注ぎ、1をのせて、薬味・七味唐辛子を散らす。

ひじき丼

腸をケアする海藻と大豆製品のヘルシー丼

◎材料（2人分）

ひじき(乾燥)……4g
絹ごし豆腐……120g(2/5丁)
卵……1個
だし汁……50ml
しょうゆ……小さじ1
ごはん……2杯(丼分)
焼き海苔・みつば……各適量

［海藻摂取の注意］
開腹手術などを受けた人は、とり過ぎると腸閉塞の原因にもなるので注意が必要です。摂取量については、主治医等に相談してください。

◎作り方

1 ひじきはたっぷりの水に20分ほど浸し、もどしておく。
2 浅い鍋（または小さめのフライパン）を中火にかけて温め、豆腐を入れてスプーンで粗くくずす。水気をきった1を加え、だし汁としょうゆを注ぎ、弱火で火を通す。
3 2に軽く溶いた卵を回しかけ、卵が半熟くらいになったら火を止める。
4 丼にごはんをよそい、3をのせる。細切りにした焼き海苔、みつばを散らす。

卵に火を通し過ぎないで
仕上げると、卵のグルタミンも
摂取できる

アブラナ科野菜

◉大腸ガン予防効果に期待

スペインのマヨルカ島で行われた大腸ガンと食生活の関連を調べる研究で、アブラナ科の野菜が大腸ガンの発症予防に関わることが報告されています。アブラナ科の野菜は、キャベツ、ブロッコリー、カリフラワーなど。アブラナ科の植物に共通する成分イソチオシアネート、食物繊維、ビタミンなどの効能が、ガンの抑制に働くと考えられています。

酒粕《さけかす》でザワークラウト

酵母で漬けることで腸にいい相乗効果が何倍にも

◎材料（作りやすい量）

キャベツ……中1/4個(230g)
ショウガ……10g
A 酒粕……80g
A 味噌……80g
A みりん……大さじ1

＊冷蔵保存し、4〜5日ほどもつ。

◎作り方

1 キャベツは食べやすい大きさに切り、ショウガは細切りにしておく。

2 大きめのボウルにAを入れ、よく混ぜる。1を加えて全体を混ぜ、密閉容器に入れ、冷蔵庫で半日味をなじませる。

根菜

◉食物繊維がしっかりとれる

ごぼう、れんこん、にんじんなど土の中で育つ野菜は、食物繊維の含有量が多く、便の量を増やしてスムーズな排便を促します。また、よく噛んで食べることで満腹感を得やすく、過食も防ぎやすくなります。ただし、根菜は不溶性食物繊維が多いので、とり過ぎると便がかたくなりがち。水分や水溶性食物繊維を含む食品といっしょにとりましょう。

ごぼうのクミン風味ソテー

根菜は簡単な調理法をおぼえておくと便利！

◎材料（作りやすい量）

ごぼう……小1本(100g)
クミン……小さじ1
オリーブオイル……小さじ1
しょうゆ……小さじ1弱

◎作り方

1 ごぼうは斜め薄切りにして、水にさらし、水気をきる。
2 フライパンにオリーブオイルを熱し、1を加えて炒める。軽く火が通ったら、しょうゆを回し入れ、クミンを加えて香りが立つまで炒める。

淡色野菜

◉玉ねぎを毎日の食卓に

「薄い色の野菜は栄養価が低い」と勘違いしている人もいますが、そんなことはありません。たとえば、玉ねぎは、食物繊維、腸の善玉菌を増やすオリゴ糖、強い抗酸化作用を持つケルセチンなどが豊富で、腸内環境をよくして病気の予防に働きます。また、セロリにも、食物繊維や抗酸化成分が多く、香り成分にはストレスをやわらげる効果があります。

セロリとキウイフルーツのジュース

整腸に加え、疲労回復や美肌効果も期待できる

◎材料（1杯分）

セロリ……25g
キウイフルーツ
……1/2個(約65g)
100%りんごジュース
(または水+オリゴ糖大さじ1/2)
……50ml

◎作り方

1 セロリはスジをとって2cm角に切る。キウイは皮をむき、1/2個を4等分に切る。

2 ミキサーにすべての材料を入れ、なめらかになるまで攪拌《かくはん》し、グラスに注ぐ。

玉ねぎのマリネ

腸をととのえる成分が手軽にとれる保存食

◎材料（作りやすい分量）

玉ねぎ……1個

A
- 米酢、またはワインビネガー(白)……100ml
- 水……200ml
- 砂糖……40g
- 塩……小さじ2
- 赤唐辛子(半分に折り・種を取り除く)……1本

ハーブ(タイム、ローリエ、ディルなど)・粒コショウ……各適宜

◎作り方

1 玉ねぎは皮をむき、根の部分をギリギリで切り落とし、くし形に8等分に切る。

2 鍋にAを入れて火にかけ、一度沸騰させて火を止める。お好みでハーブや粒コショウを加える。

3 保存容器に1の玉ねぎを入れ、2を熱いうちに注ぎ入れる。粗熱が取れたらフタをして冷蔵庫で漬け込む。

味をしみ込ませるため、
漬け汁が熱いうちに玉ねぎに
注ぐのがポイント

*作り方1で、根の部分をギリギリで切り落とすのは、玉ねぎがバラバラにならず漬け込みやすいため。粒コショウは白がいいが、なければ黒でOK。

*密閉容器に入れて冷蔵保存し、1週間ほどもつ。

赤い野菜

◉腸ケアに効く成分が豊富

にんじん、トマト、パプリカなどの赤い野菜には、ビタミンC・Eやカロテノイドなどの抗酸化成分が豊富です。ビタミンCは腸の蠕動運動を活発にして便をやわらかくしたり、ストレスを緩和するホルモンの材料になったりと、トータルに腸をケアします。さらに、ビタミンEやカロテノイド類とともに体内の活性酸素を除去し、免疫力を高めます。

にんじんの味噌漬け

植物性乳酸菌で漬け込み、腸に効く成分がぎっしり

◎材料（作りやすい量）

にんじん	小1本
A 味噌	70g
A みりん	大さじ1

*冷蔵保存し、3日ほどもつ。一度にんじんを漬けた味噌だれは水分が増えるので、2回目からは漬ける量を増やせる。全部で3回（10日）ほど使える。

◎作り方

1 にんじんはよく洗い、皮のまま縦6つに切る。小さめの保存容器にAを混ぜ、にんじんを漬ける（全部埋まらなくても味噌だれがついていればOK）。

2 漬け込んで半日からが食べごろ。味噌をぬぐい、食べやすい大きさに切る。

濃厚&ひんやりトマトのガスパチョ

汁ものにすることで、栄養分をまるごと摂取

◎材料（たっぷりめの2人分）

ミニトマト………8〜10個(130g)
玉ねぎ……………………1/2個(90g)
ワインビネガー(白)……大さじ1
塩………………………………ふたつまみ
野菜ジュース(トマトベースの無塩タイプ)……………………100ml
氷…………………………………………2個
オリーブオイル……………小さじ1

赤い野菜と玉ねぎの
パワーが詰まったスープに、
"腸の万能薬"オリーブオイルを
ひとたらしして、できあがり

◎作り方

1 玉ねぎは細かいみじん切りにする。ミニトマトはヘタを取り、粗いみじん切りにする。

2 ボウルに1の玉ねぎを入れ、塩とワインビネガーをふって全体を混ぜる。

3 2に1のミニトマトを加え、軽く混ぜる。ボウルにラップをかけ、冷蔵庫に1〜2時間おいて味をなじませる。

4 食べる直前に、3、野菜ジュース、氷をミキサーにかけ、なめらかになるまで攪拌する(30〜45秒ほど)。器に注ぎ分け、オリーブオイルをたらす。

緑の野菜

◉**ビタミン類が免疫力アップ**

小松菜、ほうれん草、ピーマン、ブロッコリー、ゴーヤ、モロヘイヤなど緑の野菜は実にさまざま。これらの野菜にも、赤い野菜と同じようにビタミンC・Eやカロテノイド類などの抗酸化物質が多く含まれ、腸のケアや免疫力アップ、ストレス緩和や健康増進などに役立ちます。また、緑の野菜に共通する成分、葉酸には血管を保護する効果もあります。

小松菜とりんごのジュース

栄養価満点の小松菜を生でジュースに

◎**材料（1杯分）**

小松菜……………1/4束（約90g）
100%りんごジュース
……………………………160ml

◎**作り方**

1 小松菜は株近くのかたい部分を取り除き、よく洗って水気をきり、適当な大きさに手でちぎっておく。

2 ミキサーに1とりんごジュースを入れ、なめらかになるまで撹拌し、グラスに注ぐ。

ほうれん草のホットケーキ蒸しパン

野菜の間食レシピもレパートリーに加えると重宝

◎材料（小さな容器8個分）

ホットケーキミックス粉……200g
卵……1個
豆乳……80ml
ほうれん草……1/2束
オリーブオイル……小さじ2

ホットケーキミックス粉と
電子レンジの利用で、
人気の野菜スイーツが
簡単にできる

◎作り方

1 ほうれん草は水洗いをしてラップにくるみ、電子レンジで500W1分（600W50秒）加熱する。粗熱が取れたら絞って水気をきり、細かいみじん切りにするかミキサーにかけてペースト状にする。

2 ボウルに卵を割りほぐし、1、豆乳、オリーブオイルを加え、よく混ぜる。さらにホットケーキミックス粉を入れてダマができないように混ぜる。

3 2を耐熱容器に注ぎ分け、ラップをせずに電子レンジで500W3分（600W2分30秒）加熱する。

＊容器は耐熱性で容量100mlほどのココット型などがよい（直径7cm×高さ4〜5cmほど）。
＊蒸し器で蒸すのでもOK。手間はかかるが、ふっくらときめ細かく蒸し上がる。

いも類

◉腸の老廃物をドンドン排出

　さつまいも、じゃがいも、長いもなどには、食物繊維、ビタミン、ミネラルがバランスよく含まれ、便の量を増やしたり、やわらかくしたりして排便を促します。腸の老廃物が除去されると、腸内環境がよくなり、免疫力も高まって病気の予防につながります。いも類は腹もちもよいので、間食や副菜などに活用すると、過食も防ぎやすくなります。

ハッシュドポテト

いもの旨味と香ばしい食感がおいしい

◎材料（2人分）

じゃがいも……大1個（150g）
小麦粉……小さじ1
塩……ひとつまみ
オリーブオイル……大さじ1

◎作り方

1 じゃがいもはせん切りにする。ボウルに入れ、塩をふって小麦粉をまぶし、軽く混ぜる。
2 フライパンにオリーブオイルを熱し、1を入れて1cm厚の丸形にのばす。フライ返しで押し付けながら、両面をこんがりと焼く。

スイートポテトサラダ

便秘ぎみのときなどに、間食としてどうぞ

◎材料（2人分）

さつまいも……1本(150g)
ヨーグルト……大さじ2
グラノーラビスケット……2枚
黒炒りごま……大さじ1
塩・砂糖……各ひとつまみ

◎作り方

1 さつまいもは水洗いし、皮付きのまま大きめのひと口大に切る。

2 耐熱容器に1を入れ、水大さじ1（分量外）をふってラップをふんわりかけ、電子レンジで500W4〜5分（600W3分30秒〜4分）ほど加熱し、やわらかくする。

3 ボウルに2を移して木べらで粗めにつぶし、ヨーグルト、黒炒りごまを加えて混ぜる。

4 塩、砂糖を加えて味をととのえ、グラノーラビスケットを手で砕いて加え、軽く和える。

食物繊維が多い
グラノーラビスケットを加えることで、
いっそうボリュームアップし、
腹持ちのよい一品になる

バナナ

◉腸力を高める成分が集結

栄養価の高さは果物のなかでトップクラス。腸にいい成分としては、不溶性食物繊維、オリゴ糖、トリプトファンが豊富です。不溶性食物繊維とオリゴ糖は、腸内環境をよくして、排便を促します。トリプトファンは必須アミノ酸の一種で、ビタミンB_6といっしょにとると神経ホルモン・セロトニンの材料となり、腸リズムを整えるように働きます。

焼きバナナ

バナナを加熱すると、オリゴ糖も活性化

◎材料（1人分）

バナナ……………………………………1本

◎作り方

1 バナナは皮をむかずに、オーブントースターか魚焼きグリルで焼く。

2 皮が黒くなって、亀裂が入ってきたら焼き上がり。

＊お好みでヨーグルトや、黒みつときな粉を添えてもおいしい。
焼き上がりは皮が熱いので、むく時に火傷しないように注意。

りんご

◎食物繊維ペクチンの宝庫

世界各国で、りんごを常食している地域ではガンや生活習慣病になる人が少ない、という調査研究が報告されています。りんごにはペクチンなどの水溶性食物繊維が多く含まれ、便のかさを増やして便通を整え、体内の有害物質を吸着して排出するように働きます。そのまま食べるのもいいですが、酢と合わせると、デトックス効果が高まります。

マイりんごサワー

りんごと酢が腸内の老廃物を大掃除

◎材料（作りやすい量）

りんご……300g
米酢、またはワインビネガー（白）……300ml

*そのままの保存容器で冷蔵保存し、3か月ほどもつ。

［飲み方］
2を3〜4倍の炭酸水などで割り、オリゴ糖少々で甘みを加えて飲む。

◎作り方

1 りんごはよく洗い、皮付きのまま3mm厚さのイチョウ型に切る。
2 煮沸消毒した保存容器に1を入れて酢を注ぎ、フタをして冷蔵庫で保存する。1週間ほどで飲みごろになる。

ヨーグルト

◉腸に達するものが効果的

乳酸菌と言うと、まず思い浮かぶ食品がヨーグルトです。なかでも菌が生きたまま腸に届く乳酸菌が、腸ケアには効果的です。さまざまなタイプのヨーグルトが市販されていますが、乳酸菌が腸に達しやすいものを選びましょう。小腸に達した乳酸菌は、腸管に存在するナチュラルキラー細胞などを活性化し、腸管免疫力を高めるように働きます。

すっきりヨーグルトドリンク

腸をととのえながら免疫力もアップ!

◎材料（1杯分）

ヨーグルト	70g
ワインビネガー(白)	小さじ1
豆乳	100ml
ブルーベリージャム	大さじ1
オリゴ糖	適宜

◎作り方

すべての材料をミキサーにかけてなめらかになるまで撹拌する。

甘みが足りなければ、好みでオリゴ糖を加えるとおいしい。

＊材料をグラスに入れて、しっかりかき混ぜるだけでもOK。

豆乳

◉大豆成分を手軽にとれる

一見、牛乳のようですが、大豆を主原料とする食品です。すりつぶした大豆を煮て液体状にし、そこから繊維質（おから）を取り除くと、豆乳になります。必須アミノ酸やポリフェノール類など大豆の有効成分がつまっているのに加え、オリゴ糖も豊富に含まれるので、腸内環境が整います。そのまま飲んだり、料理に使ったりと活用しましょう。

豆乳チャイ

体が冷えるときや寒い日は温かい飲み物で腸をケア

◎材料（1杯分）

豆乳……100ml
水……80ml
A ┌紅茶の葉……小さじ1強
　└ショウガ（薄切り）……1〜2枚（3〜4g）
シナモンパウダー……小さじ1/5

＊好みで黒糖かオリゴ糖で甘みを加えてもOK。

◎作り方

1 小鍋に分量の水を入れて沸かし、Aを加え、4〜5分弱火にかける（焦げ付かないように注意）。
2 豆乳を加え、吹きこぼれないように温め、茶こしで漉《こ》して器に注ぐ。シナモンパウダーをふりかけていただく。

ペパーミント

◉消化器にパワーを発揮

ペパーミントは、数あるハーブ類のなかでも高い薬効を誇ります。清涼感のある成分メントールが消化器系に作用し、消化不良や胸焼けの解消、お腹にたまったガスの排出、腸管のけいれんの緩和に働きます。そのため、ドイツでは過敏性腸症候群の治療にペパーミントが使われているほどです。さらに、抗ウイルス作用、発汗作用などもあります。

ココア・ミント・ティー

ココア・ポリフェノールの抗酸化力で効果増強

◎材料（1杯分）

ミントティーバッグ……1個
ココア(100%カカオの純ココア)……大さじ1弱
熱湯……250〜300ml
オリゴ糖……小さじ1

◎作り方

1 カップに熱湯を注ぎ、ミントティーバッグを入れ、濃いめにミントティーを抽出する。
2 1にココアを加えて溶かし、オリゴ糖を注いで混ぜる。

＊夏季はそのまま冷やして飲むのもおいしい。

ショウガ

◉体を温め、水分代謝を促進

漢方薬によく用いられるショウガは、薬効がつまった食品です。代表的な有効成分はジンゲロールとショウガオール。これらの成分が血行をよくして体温を下がりにくくし、発汗や排尿など水分代謝を促します。そのため、冷えをともなう便秘、疲れやだるさの解消に効果があります。消化機能も高めるとされ、腹部膨満感の緩和にも効果が期待できます。

ショウガミントソーダ

ショウガとペパーミントの相乗効果が効く！

◎材料（1杯分）

ミントティーバッグ……1個
水……100ml
ショウガ……3g（親指大）

［飲み方］
2を器に入れ、オリゴ糖少々で甘みを加え、炭酸水で好みの味に割って飲む。冬はお湯で割るのもいい。

◎作り方

1 鍋に水を沸かし、ミントティーバッグを入れ、弱火で濃く煮だす。
2 薄切りにしたショウガを加え、粗熱を取って冷蔵庫で冷やす。

腸内リセット・メニューの組み合わせ法

この章では、腸を健康にする食品とその効能、レシピを紹介してきました。

ここでは、それらを活用しながら、1日の献立をどう組み立てるとよいかをお話ししましょう。

現在、腸の調子がとくに悪いわけではなく、食事ケアをしながら、腸を健康にして、免疫力も高めていきたい人は、118ページの「腸によい習慣」の項目を、できることから実行して習慣化するのがおすすめです。具体的な食品とレシピは5章のものをご活用ください。

便秘の人は、腸をリセットしてから食事ケアをスタート

軽度〜中等度の便秘で悩んでいて、それをある程度の短期間で解消し、腸の健康と免疫力もアップしていきたい人は、私が考案した「腸内リセット法」を試してみると

いいでしょう。

腸内リセット法は、「リセット」という言葉からもわかるように、動きがにぶって老廃物がたまりがちになっている腸を一度休めて、その疲れを取ってから、効果が期待できる食事ケアを行う、というものです。

これは、私が患者さんに勧めるようになってから、すでに10年以上になる便秘のセルフケアで、1週間の食事療法で腸の機能をよみがえらせ、免疫力を高めるプログラムです。

腸内リセット法は、たまっている便を下剤で排泄させ、腸を空っぽにすることからスタートします。

「リセット」という名が表すように、便がたまったり、疲れきったりした腸をまっさらな状態（クリーン・コロン）に戻し、そこから腸を元気にする食材を段階的に摂り、補給する方法です。

詳しい行い方は、188〜191ページをご覧ください。

1日目

フレッシュジュースだけをとり、腸を休める

腸内リセットの1日目は、朝・昼・夕の3食を手作りのフレッシュジュースだけとします。

便秘の人の腸内は老廃物がたまり、腸の動きが低下して、疲れている状態です。そこで、1日の食べ物を最低限にして腸を休ませるといいのです。

食べ物を最低限にすると言っても、フレッシュジュースの材料をバナナ、野菜、果物にすると、満足感があって腹もちもよくなります。まる1日をフレッシュジュースだけで過ごすと、疲れた腸がリセットされ、活性化してきます。

なお、フレッシュジュースだけの摂取となるので、屋外でいろいろ活動する日には向きません。2~3日休日が続くときの初日に行うなど、自宅でゆったり過ごせる機会をスタート日にするといいでしょう。

1日目

朝食 **フレッシュジュース**
（バナナ・りんご・緑の野菜のジュースなど）

昼食 **フレッシュジュース**

夕食 **フレッシュジュース**

バナナ・りんご・緑の野菜のジュースの作り方（１杯分）

バナナ1/2本、りんご1/2個、小松菜1株をそれぞれ小さめに切り、水200mlと一緒にミキサーにかけ、なめらかになるまで撹拌する。グラスに注ぎ、オリゴ糖とオリーブオイル少々を加えて、できあがり。

◎フレッシュジュースは、本書レシピのなかの好みのものにおきかえてもOK。

セロリとキウイのジュース
→P.172

小松菜とりんごのジュース
→P.176

すっきりヨーグルトドリンク
→P.182

2日目以降

2～7日目はフレッシュジュースを中心にしたメニューに

2日目以降は、休息をとった腸を活性化し、元気にしていくメニューを組み立てます。5章で紹介した食品やレシピのなかから、好みのものを組み合わせるだけでいいのですが、腸内がリセットされかかっている2～7日の間は、「1日目」で紹介したフレッシュジュースを1日1回は必ずとりましょう。それによって、腸内が活性化されやすくなります。

ただし、フレッシュジュースだけをとった日のあとに、急に食物繊維が多い食事をとると、腸に負担がかかります。玄米、海藻、きのこ、いも類などは、最初は少なめにして、5日目以降から徐々に増やしていくといいでしょう。

7日目になるころには、腸を健康にする食事の内容やリズムがだんだん身についてきています。継続すると、免疫力の面にもよい影響があります。

2〜7日目

朝食	**フレッシュジュース**
昼食	**発芽大麦*入りごはんのおにぎり　小2コ** **玄米フレークをかけた野菜サラダ　　りんご1個** ［ドレッシングはオリーブオイル］
夕食	**野菜のスープ** ［玉ねぎ、にんじん、キャベツをコンソメスープで煮込む］ **青背魚のホイル焼き、またはマグロのカルパッチョ** ［カルパッチョは刺し身用マグロの切り身にオリーブオイルと好みのハーブをかける］ **発芽大麦入りごはん　1杯**

＊発芽大麦がなければ大麦でも可。

◎発芽大麦入りごはんは、白米2〜3合に発芽大麦を加えて炊く。
◎サラダ、野菜のスープ、魚料理は、本書のレシピのなかの好みのものにおきかえてもOK。

マグロの香味コロコロステーキ　→P.154

マグロの薬味丼　→P.155

さんまの中華タルタル　→P.156

あじのマリネ　→P.157

玉ねぎオリーブオイルドレッシングの簡単サラダ　→P.159

濃厚&ひんやりトマトのガスパチョ　→P.175

7日目以降

朝食

フレッシュジュースか水を1杯飲んだあと、食事をとる。

昼食・夕食

5章の食品やレシピを活用して、意識的に腸を健康にするメニューを増やし、習慣化していく。

図版・DTP◉桜井勝志

腸の免疫力を上げれば寿命がのびる！

二〇一八年五月一一日　第一版　第一刷

著　者……………松生恒夫
発行者……………後藤高志
発行所……………株式会社　廣済堂出版
〒一〇一―〇〇五二　東京都千代田区神田小川町
二―三―一三　M&Cビル7F
電　話　〇三―六七〇三―〇九六四（編集）
〇三―六七〇三―〇九六二（販売）
FAX　〇三―六七〇三―〇九六三（販売）
振　替　〇〇一八〇―〇―一六四一三七
URL　http://www.kosaido-pub.co.jp
装　丁……………盛川和洋
印刷所
製本所……………株式会社　廣済堂

ISBN978-4-331-52159-5　C0295